Mach mal langsam, Mama
Ein Achtsamkeits Buch für mehr Entschleunigung, Ruhe und Entspannung

Emilia Simon

EMILIA SIMON

MACH MAL LANGSAM, MAMA

Ein ACHTSAMKEITSBUCH für mehr Entschleunigung, Ruhe und Entspannung

Deutsche Erstausgabe August 2020

Emilia Simon wird vertreten durch:
Jonathan Kuhla
Tempelhofer Ufer 15
10963 Berlin

Cover, Satz und Layout: Wolkenart - Marie-Katharina Wölk, www.wolkenart.com
Lektorat: Martina Müller

ISBN: 978-3-9822273-0-6

1. Auflage

INHALTSVERZEICHNIS

Leichter leben mit Achtsamkeit für Mütter **7**

Kapitel 1 ..... **8**
Was ist Achtsamkeit? 8
Wie du Achtsamkeit in deinen Alltag integrieren kannst 11
Achtsamkeit im Alltag einer Mutter 24
Leichte Übungen 32

Kapitel 2 ..... **41**
Tiefergehende Übungen im Alltag 43
Achtsamkeit mit dem Partner 59
Achtsamkeit beim Sport 69
Achtsam während der Arbeit 74

Kapitel 3 ..... **78**
Achtsame Ernährung 78
Dankbarkeit und Achtsamkeit 87
Meditation im Alltag einer Mutter 99
Meditative Übungen für Mamas im Alltag 102

Zusammenfassung & Schluss **105**

Leichter leben mit Achtsamkeit für Mütter

„Mutterliebe altert nie", lautet ein altes Sprichwort. Und ganz gleich, wie sehr eine Mutter in ihrer Mutterrolle aufgeht, das Leben einer Mutter ähnelt einer Fahrt mit der Achterbahn. Mal geht es steil nach oben, mal wird es kurvig, dann gibt es eine Talfahrt und nur sehr selten geht es gemütlich geradeaus. Deswegen ist es im Alltag einer Mutter wichtig, stets den Überblick zu behalten, damit die Tagesstruktur beibehalten wird. Termine müssen eingehalten werden, Hausaufgaben überprüft, Essen gekocht, der Wohnungsputz steht an und auch der Mann darf nicht vergessen werden. Am Ende des Tages fällt die Mutter oft kaputt und müde ins Bett, sodass keine Zeit für sie selbst bleibt. In diesem Buch erfährst du, wie du in deinem Alltag mehr Zeit für dich einplanen kannst, es deiner Familie aber an nichts fehlt. Dafür braucht es keine große Umstellung in deinem Leben. Manchmal reichen schon 5 Minuten, um dich zu erholen. Ich wünsche dir viel Spaß beim Lesen und eine erfolgreiche Umsetzung!

KAPITEL 1

Was ist Achtsamkeit?

Wenn du jetzt vielleicht denkst, Achtsamkeit gehört zum Thema Esoterik und hat mit religiösen Ansichten und Buddha zu tun, dann kann ich dir sagen, dass das so nicht stimmt. Achtsamkeit bedeutet viel mehr, bewusster im Umgang mit sich selbst zu werden und mehr Auszeiten in den Alltag einzubauen. Gerade als viel beschäftige Mama ist Bewusstsein sehr wichtig, um sich selbst im stressigen Alltag nicht zu verlieren und voll und ganz für seine Familie da sein zu können. Achtsamkeit bedeutet, im Hier und Jetzt zu leben, nicht beim Termin in zwei Stunden und auch nicht beim unglücklich verlaufenden Gespräch vor drei Stunden im Kindergarten. Sei immer bei dir, lebe den Moment, nehme ihn in dir auf und genieße jeden Augenblick.

Vielleicht denkst du jetzt, das kann ich nicht, dafür habe ich überhaupt keine Zeit. Wie soll das funktionieren mit zwei lebhaften Kindern, von denen eines in den Kindergarten geht und das andere in die 3. Klasse? Und was ist mit meinem Partner, mit meiner Sportstunde, meinen Freundinnen, der Tennisstunde meiner Tochter? Da bleibt überhaupt keine Zeit für Achtsamkeit! Ich kann diese Gedanken nachvollziehen und habe Verständnis dafür, schließlich habe ich auch einmal so gedacht. Aber weißt du was? Du wirst es noch nicht glauben, aber mit Achtsamkeit in deinem Leben hast du viel mehr Zeit für alles, dein Alltag ist strukturierter und vor allem bist du viel entspannter als vorher. Das kommt nicht nur dir, sondern in erster Linie deiner Familie zugute. Denn was gibt es Schöneres als eine glückliche, entspannte und ausgeglichene Mama, die alles im Griff hat? Auch du kannst das schaffen! Glaub an dich, übe jeden Tag ein wenig Achtsamkeit und vor allen Dingen: SEI GEDULDIG mit dir selbst! Gib niemals den Glauben an dich selbst auf, denn in dir steckt so viel Kraft. Du weißt es nur noch nicht! Steck dir kleine Ziele, mache so kleine Schritte, als hättest du Babyfüßchen. Du wirst sehen, so ist es einfacher, Achtsamkeit in dein Leben zu integrieren, denn Rückschläge sind mit kleinen Schritten nicht zu erwarten. Ganz sicher wirst du mal keine Lust dazu haben, viel zu müde sein oder keinen Sinn mehr in Achtsamkeit sehen. Das ist okay! Stehenbleiben ist erlaubt, zurückgehen oder umkehren nicht! Bleib stehen, nimm dir die Zeit, die du brauchst, aber gehe dann wieder den nächsten Schritt, um mit viel Schwung und Energie der Achtsamkeit in deinem Leben näherzukommen.

Achte den Moment, aber bewerte ihn nicht!

Inzwischen weißt du, dass Achtsamkeit bedeutet, jeden Augenblick bewusst wahrzunehmen und ihn zu genießen. Wichtig ist aber, dass du diese Augenblicke nicht bewertest. Du darfst mental sowie körperlich im Hier und Jetzt leben und solltest das mit jedem Sinn wahrnehmen. Speichere deine Eindrücke, nehme deine Gefühle wahr und lausche, welche Gedanken dir in den Sinn kommen. Was macht das alles mit dir? Wie erlebst du den Moment? Dabei muss es noch nicht einmal ein ganz besonderer Moment für dich sein. Den Augenblick bewusst wahrnehmen kannst du sogar auf dem Spielplatz mit deinem Kind oder während des Spazierganges im Wald. Rieche, fühle, schließe die Augen, nimm alle Eindrücke in dir auf. Aber bitte ohne Bewertung. Der Mensch hat den Drang, alles ständig bewerten zu müssen. Konzentriere dich jedoch nur auf das, was sich außerhalb deiner Gedanken befindet. Das geht ganz einfach, indem du dich zwischendurch immer wieder auf deinen eigenen Atem konzentrierst. Dadurch schaffst du die notwendige Distanz zwischen dir und deinen Gedanken. Und genau das ist auch die Lösung: Konzentriere dich wiederholt auf deinen eigenen Atem, egal, in welcher Situation oder an welchem Ort. So fällt es dir leichter, Achtsamkeit in dein Leben zu integrieren.

Wie du Achtsamkeit in deinen Alltag integrieren kannst

Achtsamkeit und ihre Übungen werden oft mit Yoga und Meditation in Verbindung gebracht und genau das schreckt viele ab. Natürlich können Yoga und Meditation mit Achtsamkeit in Verbindung gebracht werden, das muss aber niemand tun, wenn er sich damit nicht identifizieren kann. Anstatt täglich 30 Minuten zu meditieren, können die besonderen, achtsamen Momente über den Tag verteilt integriert werden, und zwar immer dann, wenn du wirklich Zeit dafür hast. Bereits beim Duschen kannst du damit beginnen. In diesem Moment hat dich die Hektik des Tages noch nicht erfasst hat, also richte deine Aufmerksamkeit auf die Wassertropfen, die deinen Körper benetzen. Schaue ihnen nach, wie sie langsam deinen Körper hinunterrinnen, achte auf deinen Atem, schließe die Augen und genieße den Moment. Bewerte ihn nicht, lass es einfach geschehen. Das kannst du jeden Morgen wiederholen und es wird dir mit der Zeit fehlen, wenn du es mal nicht machst. Du wirst merken, es nimmt den Druck des Tages, den du spürst, wenn du unter der Dusche darüber nachdenkst, was du alles erledigen musst.

Nach dem Duschen kannst du gleich anknüpfen an die nächste Kurzübung, und zwar beim Frühstück. Egal, ob du mit deiner ganzen Familie frühstückst oder nur mit deinem Kind oder Kindern. Lege den Fokus auf dein Essen. Wie schmeckt es, welche Konsistenz hat es? Ihr könnt sogar ein Familienritual daraus entwickeln. Lass deine Familie daran teilhaben, du wirst sehen, deine Kinder werden begeistert sein. Jeder soll erzählen, wie sein Frühstück schmeckt und wie es aussieht. Egal, ob Brötchen mit oder ohne Körner, Müsli, Cornflakes, Toastbrot, Eier … alles hat einen Eigengeschmack, eine andere Konsistenz und ein anderes Aroma. Ihr könnt die täglichen Ergebnisse aufschreiben, am nächsten Tag vergleichen, jeder isst das, was der andere am Vortag hatte. Dem Ritual sind keine Grenzen gesetzt und du hast deine Familie unbemerkt mit in die Achtsamkeit geführt.

Auf dem Weg zur Arbeit geht es weiter. Fährst du mit dem Auto, musst du natürlich vorrangig auf den Verkehr achten. Aber in ungefährlichen Momenten, zum Beispiel an der roten Ampel: ärgere dich nicht über die ewige Warterei. Öffne das Fenster einen Spalt, atme die frische Luft tief ein, schließe kurz die Augen und genieße diesen Moment. Du wirst sehen, das entspannt und dein Ärger über die rote Ampel ist verschwunden. Fährst du mit dem Bus oder der Bahn zur Arbeit, lass die Musik wo sie ist. Achte lieber bewusst auf die Geräusche, die dich umgeben. Fange Wortfetzen der Gespräche um dich herum ein, höre auf das Brummen des Motors, das Rattern der Räder auf den Schienen … und wo wir gerade dabei sind: Du kannst auch mal einen anderen Weg zur Arbeit nehmen, wenn du mit dem Rad oder dem Auto fährst. Das trainiert nicht nur dein Gedächtnis und deine Konzentration, sondern auch Achtsamkeit. Achtsamkeit ist nämlich auch Umdenken, das Leben aus einer anderen Perspektive betrachten, eingefahrene Routinen durchbrechen und neues wagen. Das macht dich achtsam für Dinge, denen du zum Beispiel nie Aufmerksamkeit geschenkt hast, aber die wunderschön sind oder großartige Zufälle schaffen.

Das kann das unheimlich schöne Blumenbeet im Vorgarten des Hauses in der Nebenstraße sein, die nette unbekannte Frau, die ihren Hund morgens ausführt oder der versteckte Spielplatz, den du mit deinen Kindern erkunden kannst. Das Leben aus einer anderen Perspektive zu betrachten kann auch dazu führen, dass eingetretene Pfade zum Vorschein kommen. Dir fällt plötzlich ein, wie du eine ganz bestimmte Situation ändern kannst, damit dein Partner und du einander wieder näherkommt. Oder wie ihr euren Garten verändern könnt, um neue Spielmöglichkeiten zu schaffen.

Du hast unzählige Möglichkeiten, Achtsamkeit in deinen Alltag einzubauen. Manchmal genügt es schon, deine Arbeit kurz zu stoppen und in dich zu gehen. Hinterfrage deine Arbeitsweise, kannst du sie eventuell verbessern, um effektiver zu arbeiten? Solltest du das Arbeitstempo reduzieren, damit du nicht unter Stress stehst und am Ende zu einem qualitativen Ergebnis kommst? Bei allen Überlegungen achte gut darauf, dass du dich nicht verurteilst. Bemerkst du einen Fehler, dann bestrafe dich nicht dafür. Sage nicht in Gedanken zu dir, du bist zu dumm für etwas. Bedanke dich bei dir selbst, dass dir der Fehler unterlaufen ist und du ihn nun verbessern kannst.

Bist du in einem Moment überfordert, weil jedes deiner Kinder und dein Partner sowie der Hund deine Aufmerksamkeit beanspruchen möchten, sage laut und deutlich Stopp! Wenn es dir hilft, nutze zusätzlich die Geste deiner Hand, die wie eine Mauer wirkt. Sage, du brauchst fünf Minuten für dich und danach bist du für alle da, der Reihe nach. Gehe in ein Zimmer, in dem du allein bist. Konzentriere dich dann in solchen

Momenten auf deinen Atem. Setz dich bequem hin und atme einige bewusste Atemzüge. Einfach nur atmen. Denke an nichts und das einzige, was du zulassen darfst, ist die Qualität deines Atems. Wie atmest du? Flach, schnell, tief? Nimm deine Empfindungen dabei auf, aber bewerte nichts. Versuche dich in einen ruhigen, entspannten Zustand allein durch das bewusste Atmen zu bringen. Auch wenn es dir schwerfällt: Denke in diesen Minuten nicht an deine Familie, die auf dich wartet. Das macht sie nämlich auch so. Sie weiß, dass du gleich kommst und für sie da bist. Dieser Moment gehört allein dir. Wenn du deinen Gemütszustand und deinen Atem beruhigt hast, darfst du dich dann der Reihe nach und in Ruhe um jedes einzelne Familienmitglied kümmern.

Wenn du gestresst bist und du dringend einen Spaziergang brauchst – bitte, er sei dir gegönnt! Aber du gehst nicht spazieren, weil du dich erholen musst oder der Hund unbedingt ausgeführt werden muss. Nein! Du gehst spazieren, weil du spazieren gehen möchtest. Einzig und allein aus diesem Grund. Du genießt jeden einzelnen Schritt und jeden Eindruck, den du einfängst. Den zwitschernden Vogel, wie dein Kind begeistert den Regenwurm vom Boden aufhebt oder wie gemächlich die starke, große Weide im Park ihre langen Äste im Wind hin und her schwingt.

Das große Nichtstun

Der bekannte Sänger Max Raabe hat in seinem letzten veröffentlichten Album Nichtstun perfekt auf den Punkt gebracht. „Der perfekte Moment… wird heute verpennt.“ Das soll nicht bedeuten, dass ich dich dazu bringen möchte, auf der faulen Haut zu liegen. Ganz im Gegenteil. Ich möchte dir damit sagen, dass Mußestunden und Minuten des Nichtstuns unglaublich wichtig sind, um in deinem Leben weiterzukommen. Klingt paradox, ich weiß, ist aber tatsächlich so. Durch ganz bewusstes Nichtstun bringst du dauerhaft Kraft, Energie und Farbe in dein Leben – wenn du es regelmäßig ausübst. Ich rede nicht von Langeweile. Langeweile ist tödlich für deinen Alltag und vor allem für dich selbst. Ich rede davon, ein bis zweimal im Monat im übertragenen und wahrsten Sinn den Stecker zu ziehen. Den Stecker des Handys, vom Rechner, vom Laptop, vom Telefon, den Pflichtstecker, den Mussstecker, den Ich-muss-das-heute-noch-schaffen-Stecker. Nimm dir ein, zwei Tage im Monat Zeit, einfach nur du selbst zu sein, alles um dich herum sein zu lassen. Du machst, was dir (und deiner Familie) guttut. Sei du selbst, seid ihr selbst, eine Familie, ohne Verpflichtungen, ohne etwas zu müssen, ohne soziale Medien und ohne zu telefonieren oder WhatsAppen. Natürlich solltest du vorher deiner Familie wie Eltern und Geschwister und Freunden Bescheid geben, dass ihr an den ein, zwei bewusst gelebten Tagen nicht erreichbar seid, damit sich niemand um euch sorgen muss. Besonders gut gelingt so ein Tag, wenn du dir deine Familie schnappst und ihr ins Grüne fahrt. Nehmt euch bewusst Zeit für ein, zwei Tage, fahrt weg. An die Küste, auf einen Bauernhof, in die Berge. Dort braucht ihr das Handy sowieso nicht und könnt zusätzlich die Gegend völlig wertfrei erkunden und euer Empfinden während dieser Auszeit vom Alltag in vollen Zügen genießen. Selbstverständlich kannst du auch zu Hause bleiben mit deiner Familie und die Auszeit im Park, im Wald, am See, im Garten oder im Wohnzimmer genießen. Macht Spaziergänge, spielt den ganzen

Tag Gesellschaftsspiele, malt gemeinsam, puzzelt gemeinsam, denkt euch Spiele aus, sonnt euch am See, achtet auf Geräusche und Spuren im Wald, es gibt so viele Möglichkeiten, nichts zu tun und doch bewusst das Nichtstun wahrzunehmen und vor allem anzunehmen. Du wirst sehen, diese Tage werden euch allen guttun und ihr werdet euch diese Auszeit regelmäßig nehmen. Um aufzutanken, abzuschalten, euch neu kennenzulernen, die Natur zu schätzen und vor allem um achtsam für Details und Empfindungen zu werden. Nehmt alles in euch auf, Geräusche, Gefühle, Gerüche und nehmt diese Kraft mit in den Alltag, wenn du wieder gefordert bist und alles geben musst. Ihr werdet als Familie noch mehr zusammenwachsen durch solche gemeinsamen Erlebnisse, in denen ihr bewusst nichts gemacht habt und doch so viele Eindrücke gewinnt.

Es ist schade, dass viele Menschen wirklich nicht faulenzen können. Das sind in der Regel die Menschen, die sich nicht mit sich selbst auseinandersetzen, sie wissen nichts mit sich allein anzufangen und haben eventuell Angst, ihre Stärken und Schwächen zu entdecken. Vielleicht haben einige auch einfach nur keine Lust, an sich zu arbeiten, weil ihnen das oberflächliche Leben, das sie führen, gefällt. Keine Weiterentwicklung, weder an sich selbst noch im beruflichen Bereich. So eine Einstellung ist sehr schade und nicht förderlich, auch nicht für die Gesellschaft. Ohne Veränderungen gibt es keine Bewegung und ohne Bewegung keinen Wandel. Die Welt dreht sich immer weiter, das Leben schreitet fort und braucht zwingend Veränderungen, um sich anpassen und entwickeln zu können. Das gilt insbesondere für jeden einzelnen Menschen, denn wir leben in dieser sich wandelnden Welt und müssen lernen, dass wir uns nur anpassen und mitmachen können, wenn wir an uns arbeiten. Dafür brauchen wir jedoch das Wissen, wie wir „ticken“. Unsere Schwächen und Stärken machen uns zu dem, was wir sind und wenn wir nicht achtsam und bewusst mit uns umgehen, werden wir nie herausfinden, wer wir wirklich sind. Mit Achtsamkeit findest du heraus, was du magst, was nicht, was dich fordern könnte und wie du es umsetzen kannst. Und Achtsamkeit kannst du nur in ruhigen Momenten des Nichtstuns lernen. Wenn alles um dich herum laut ist, alle etwas von dir möchten, kannst du dich nicht auf das Wesentliche und schon gar nicht auf dich selbst konzentrieren. Daher ist bewusstes Nichtstun ein, zweimal im Monat sehr wichtig und vor allem die Achtsamkeit, die du bewusst in deinen Alltag einbauen kannst. Schalte stets für ein paar Minuten am Tag die Reize von außen aus, komm runter und konzentriere dich auf deinen Atem, deine Gefühle, auf dich. Wer sich selbst kennt, weiß stressigen Situationen umzugehen, kennt seine Reaktionen und kann an sich selbst arbeiten. Das zahlt sich am Ende positiv auf ein harmonisches Familienleben aus, denn bist du mit dir selbst zufrieden und glücklich mit deinem Leben, dann kannst du das weitergeben.

Finde Wertschätzung in deinem Alltag, an Dingen, die du täglich in die Hand nimmst, mit Arbeiten, die du täglich verrichtest und sei 100%ig da! Achtsamkeit spielt sich nicht nur in deinem Kopf ab, sondern dein ganzer Körper erlebt sie. Werde dir bewusst, dass dein Körper durch Geist, Seele und Leib miteinander verbunden ist. Dann erkennst du auch, dass dein Körper nur einen einzigen Ort und eine einzige Zeit kennt: HIER UND JETZT. Dieses bewusste Denken schärft deine Sinne für die Achtsamkeit im Umgang mit dir selbst, für das bewusstere Umgehen mit dir und in deren Folge mit deiner Familie.

Ich kann dir immer wieder nur ans Herz legen: Um die Achtsamkeit, das HIER UND JETZT betreffend, zu erlernen, solltest du täglich Achtsamkeitsrituale in deinen Alltag einbauen. So bekommst du Schritt für Schritt ein Gespür dafür und erledigst nebenbei deinen Haushalt oder andere anfallende Arbeiten. Das kannst du für den Anfang ganz leicht mit deinem allerersten Getränk am Morgen üben. Egal, ob du Kaffee, Milch, Tee oder Saft bevorzugst, nutze deinen wachen, frischen Geist mit den ersten Empfindungen am Tag. Fokussiere dein Bewusstsein ausschließlich auf das Getränk vor dir, denn das ist dein gegenwärtiger Moment. Dein HIER UND JETZT. Genieße nicht nur den Duft deines Getränkes, das Aroma. Versuche auch die Tasse zu fühlen, wie ist sie beschaffen, wie liegt sie in deiner Hand? Achte auf das Geräusch, wenn du die kalte oder heiße Flüssigkeit in die Tasse gießt. Welche Geräusche macht die Kaffeemaschine, welche der Wasserkocher? Beobachte den Dampf, falls du ein heißes Morgengetränk bevorzugst. Wie fühlt es sich an, wenn du den ersten Schluck nimmst? Kannst du die Flüssigkeit spüren, wie sie deine Speiseröhre entlang fließt? Achte zwischendurch auf deinen Atem, deine Körperhaltung, deine Bewegungen. Werde eins mit diesem Moment und lass ihn zu deinem eigenen Morgenritual werden. In diesen Augenblicken bist du ganz allein mit dir selbst verbunden, du wirst gefestigt in dir selbst. Du lernst dich besser kennen, nur durch das stille, bewusste Beobachten. Sei verbunden mit dir am frühen Morgen, genieße die Ich-Zeit und sei dankbar dafür, dass du diesen HIER UND JETZT Moment erleben darfst. Mit all deinen

Sinnen, die du mit dieser Übung ganz nebenbei ebenfalls trainierst. Solltest du normalerweise mit deiner Familie zusammen aufstehen, dann steh eine halbe Stunde früher auf und freu dich auf deinen Moment der Ruhe. Du wirst ihn nie wieder missen mögen.

Sehr interessant ist das Verbinden von Achtsamkeit mit dem täglichen Putzen und Kochen. Hier kommt die Wertschätzung ins Spiel. Normalerweise ist putzen, kochen, waschen und bügeln eine sehr profane, langweilige und nervige Arbeit, die wir als selbstverständlich hinnehmen. Wir üben diese Arbeiten täglich aus. Der eine, weil er muss, der andere putzt mehr, weil er sich sonst nicht wohlfühlt, der andere weil es dazu gehört zum Leben. Einige wenige unter uns verrichten diese Arbeiten gerne, sie haben Spaß dabei. Ganz gleich, ob du zu der einen oder der anderen Gruppe gehörst, Wertschätzung kann jeder lernen. Die Wertschätzung beginnt im Kopf. Sie ist eine geistige Einstellung zur täglichen Hausarbeit. Sie beginnt bereits beim Kauf: Wenn du in ein Geschäft gehst, um dir Putzutensilien zu kaufen, wählst du sie bewusst aus. Du packst nicht einfach irgendwas in deinen Einkaufswagen, sondern du weißt vorher schon, was du möchtest. Wie soll das Produkt aussehen, wirken, funktionieren, wann kann es angewandt werden, von welcher Marke soll es sein, wie viel sollte es maximal kosten. Diese Punkte weißt du schon vor deinem Einkauf, weil du dich (unbewusst) bewusst damit beschäftigt hast. Du kaufst dir keine überflüssigen Produkte, die nur in der Ecke stehen. Vielleicht kaufst du eine bestimmte Marke eines Putzmittels schon seit vielen Jahren und bist sehr zufrieden damit. Du bevorzugst eventuell Wischmopps statt einem Wischlappen und Aufnehmer. Deine

Fenster reinigst du vielleicht mit einem Spray für Scheiben und Fenster statt mit einem Fensterleder und Spülmittel, wie andere Menschen diese Arbeit erledigen. Für was auch immer du dich entscheidest, du machst es bewusst. Jeder einzelne Gegenstand, der dir gehört, hat für dich einen eigenen persönlichen Wert. Das wird auch auf die Gegenstände übertragen, die du säuberst. Wischst du zum Beispiel Staub, dann reinige deine Dekofiguren, Schränke, Kommoden, Vasen oder Bücherregale mit Wertschätzung. Es macht dir Spaß, diese Gegenstände zu putzen, da du sie ja bewusst gekauft hast. Du hast Freude an ihnen. Dadurch, dass du bestimmte Dinge pflegst und reinigst, zeigst du ihnen gegenüber deine Wertschätzung. Lege deine Achtsamkeit während des Putzens auf die Dinge, die du reinigst. Freue dich an ihnen und sage dir selbst, dass nun Hausarbeit nicht mehr lästig ist, sondern Spaß macht. Nun beruhigt putzen und Staub wischen deinen Geist und belebt deine Seele. Dein Herz freut sich, wenn du einen Gegenstand, den du liebst, pflegst. Geht es ihm gut, geht es dir gut. Außerdem geht das Putzen und Reinigen auf diese Weise viel schneller von der Hand und du schiebst es nicht mehr auf die lange Bank.

Was uns zum nächsten großen Thema führt: Rituale. Rituale kennen wir aus vielen Lebensbereichen: der Kirche, von spirituellen Gruppen, beim Zubettbringen der Kinder, die tägliche Tasse Kaffee morgens, auf dem Rückweg von der Arbeit schnell beim Bäcker Brot kaufen, stets die Katze beim Rausgehen verabschieden, der tägliche Anruf bei den Eltern, die Geburtstagskerzen auf dem Geburtstagskuchen, der abendliche Gruß zum Nachbarn über den Gartenzaun, das tägliche-in-den-Briefkasten schauen, der Kuss oder die Umarmung bei der

Verabschiedung des Partners bzw. der Kinder. Es gibt unzählige Arten von Ritualen, alle sind individuell und von der jeweiligen Lebensweise des einzelnen Menschen abhängig. Rituale geben uns Sicherheit, wir können uns auf sie verlassen, weil wir sie regelmäßig wiederholen. Sie sind Teil unseres strukturierten Alltags und weisen uns einen kleinen Weg, sie lassen uns nahe sein und wenn mal ein Ritual ausfällt, merken wir gleich, irgendwas stimmt nicht und es fehlt etwas. Bei den meisten Ritualen empfinden wir Dankbarkeit und Freude, so wie beim Zubettbringen der Kinder oder dem Kuss des Partners beim Abschied oder Wiedersehen. Mit unseren Ritualen stellen wir unsere eigenen Regeln auf, wir identifizieren uns mit ihnen. So leben wir, so sind wir und nicht anders. In einer Welt, in der sich wirklich alles so schnell verändert, brauchen wir Beständigkeit, um gut durchs Leben zu kommen. Wir brauchen etwas, an das wir uns festhalten können. Besonders Kinder brauchen Rituale. Wenn sie spielerisch und kreativ gestaltet werden, wachsen Kinder wie selbstverständlich mit ihnen auf und sperren sich nicht dagegen. Rituale stärken Kinder, halten sie gesund und beugen Stresssituationen vor. Abends kommen Kinder schlecht zur Ruhe, die sie für einen tiefen Schlaf benötigen. Oft denken sie noch an erlebte Dinge des Tages und können nicht so gut abschalten. Du kannst deinem Kind mit einer Gute-Nacht-Geschichte helfen, besser in den Schlaf zu kommen. Wenn du sie jeden Abend oder zumindest ein- bis zweimal die Woche vor dem Schlafengehen vorliest, wird dieses Ritual deinem Kind zur geliebten Gewohnheit und es fühlt sich sicher und geborgen. Es kann besser einschlafen. Zudem hilft die Geschichte zu entspannen. Dein Kind stellt sich die Geschichte bildlich vor, muss sich dafür konzentrieren und schläft darüber ein. Um sich besser in der großen Welt zurechtzufinden, ist es eine gute Orientierung für Kinder, wenn sie wissen, wo ihr Platz ist. Und das nicht nur im übertragenen Sinne. Am Esstisch hat jedes einzelne Familienmitglied seinen festen Platz. Papa, Mama und jedes einzelne Kind sitzt stets auf demselben Platz. Das vermittelt Verwurzelung, jeder wird da akzeptiert, wo er ist. Das Leben hat hier auch während der Mahlzeiten eine Ordnung, an die sich jeder hält. An Feiertagen können Rituale genauso gut gelebt werden. An Ostern zum Beispiel versteckt der Osterhase die Eier immer in den Blumenbeeten oder um die Gartenlaube herum. An Weihnachten gibt es ein lustiges Ritual besonders für Geschwisterkinder. Ein bestimmter kleiner Gegenstand, beispielsweise eine kleine Tierfigur, wird im Weihnachtsbaum von dir versteckt und die Kinder müssen ihn vor der Bescherung suchen. Wer ihn zuerst findet, bekommt eine kleine süße Belohnung. Auch wer zu den verschiedenen Jahreszeiten Fensterbilder oder ähnliche Bastelarbeiten gemeinsam mit den Kindern fertigt, führt ein Ritual durch. Wenn du dein Kind nach der Schule schon an der Gartentür erwartest und es dich von weitem sehen kann, ihr winkt euch zu, dann ist das ebenfalls ein Ritual. Aus Kindern werden gefestigte und starke Persönlichkeiten, wenn sie in der Familie Rituale erleben. Sie nehmen Kindern Ängste, weil sie wissen, dass jemand auf sie wartet, dass ihnen niemand den Platz wegnimmt und sie keine Angst beim Einschlafen haben müssen. Wenn dein Kind oder deine Kinder wissen, wie der Alltag ungefähr abläuft, kommen sie besser mit Veränderungen zurecht. Sie haben generell weniger Angst und wachsen mit frischem Geist und einem freien Herzen auf. Und mit der erlernten, spielerischen Ordnung in Form von Ritualen können sich Kinder leichter in andere Ordnungen fügen. Dazu zählt unter anderem die Ordnung und Gemeinschaft im Kindergarten und der Schule. Wenn bestimmte Abläufe immer gleich sind, gibt es weniger Streit und Unmut, weder zwischen den Kindern noch mit sich selbst. Kinder mögen es übrigens sehr, wenn sie sehen, wie ihre Eltern, also du und dein Partner oder deine Eltern oder beste Freundin, sich umarmen, lachen, Händchen halten oder sich zum Abschied über die Wange streichen. Auch diese Rituale zwischen nahen Bezugspersonen vermitteln Sicherheit. Die Kinder sehen, dass alle wichtigen Bezugspersonen glücklich sind und alles in Ordnung ist. Ein Grund mehr, Rituale mit deinem Partner, Freundin, Eltern etc. zu schaffen. Zeig deinem Kind, dass es dir gut geht mit deinem Partner. So lernt dein Kind automatisch, dass Beziehungen wichtig sind und guttun. Dass es völlig in Ordnung ist, zu seinen Gefühlen zu stehen. Und das wiederum ist ja Bestandteil von Achtsamkeit. Auf Gefühle achten, sie zulassen und fühlen. Manchmal sind es die simpelsten Dinge, die Kinder mit gutem Gefühl in die Schule gehen lassen. Werde achtsam und achte auf dein Kind am Frühstückstisch. Liest du oder dein Partner zum Beispiel gerne die Zeitung während des Frühstücks? Schlürft dein Partner gerne beim Kaffee trinken? Pustest du ständig deinen zu heißen Tee? Dein Kind achtet auf solche Kleinigkeiten sehr, wenn sie regelmäßig vorkommen. Auch das ist ein wichtiges Ritual, das deinem Kind Geborgenheit vermittelt. Alles ist wie immer und es kann beruhigt zur Schule gehen. Beobachte dein Kind heimlich, wie es dich heimlich beobachtet bei deiner morgendlichen Lieblingsbeschäftigung. Das bringt dich nicht nur zum Schmunzeln, sondern zeigt dir mitunter auch neue Sichtweisen auf dein Kind.

Achtsamkeit im Alltag einer Mutter

Ganz gleich, ob du schon länger Mama bist oder gerade erst frisch geworden bist, (in dem Fall meinen herzlichen Glückwunsch zur Geburt deines Kindes!) Achtsamkeit kannst du jederzeit in deinen Alltag als Mama einbauen. Natürlich gibt es für jede Altersstufe andere Übungen, damit sich dein Kind in die jeweilige Situation auf seine Weise einfühlen kann. Warum ist Achtsamkeit mit deinem Kind überhaupt so wichtig? Dein Alltag mit Kind ist, das muss ich dir wahrscheinlich nicht sagen, sehr voll mit Terminen, Spielzeiten, Arbeitszeiten, Essen kochen, einem eventuellen Vereinsleben, Aktivitäten mit deinem Partner, Treffen mit Freunden, dem Haushalt und vielem mehr. Du wirst diese Momente kennen, in denen du total kaputt, müde und lustlos bist. Inzwischen weißt du ja schon, dass du dem mit Achtsamkeit entgegenwirken kannst. Eine Möglichkeit, dem Stress vorzubeugen, ist die moderne Aufgabenteilung zwischen Mann und Frau. Doch das ist in einigen Familien aufgrund der verschiedenen Arbeitszeiten manchmal nicht möglich. Daher setze auf Achtsamkeit. Und glaube ja nicht, dass es anderen Müttern besser geht! Das mag vielleicht nach außen hin so scheinen, aber in Wirklichkeit kämpfen auch sie für jede freie Minute und sind dankbar, wenn das Kleine seinen Mittagsschlaf macht und die Große in ihrem Zimmer mit den Puppen spielt. Es gibt keine perfekte Familie und nirgends funktioniert alles nach Plan. Andere Mamas müssen sich auch mit unvorhergesehenen Ereignissen ärgern und versuchen, alles unter einen Hut zu bringen. Allerdings bist du ihnen um einen

Schritt voraus: Du weißt nach dem Lesen dieses Ratgeber, wie du als Mama Achtsamkeit lernen und in deinen Alltag integrieren kannst. Es ist wichtig, dass du auf deine ganz eigenen Bedürfnisse achtest.

Ich zeige dir mehrere Möglichkeiten auf, wie du im Alltag unkompliziert und schnell entspannen kannst. Suche dir davon ein paar Übungen aus, die perfekt zu dir und deiner Lebenssituation passen und wende diese regelmäßig (am besten täglich) an. Bedenke dabei aber: Es ist noch kein Meister vom Himmel gefallen! Lebe die Achtsamkeit in deinem eigenen Tempo, setze sie um, wann immer du sie brauchst. Und wenn es dir mal nicht gelingt, ist das völlig in Ordnung! Kleine Zwischenstopps gehören zum Leben und sind für das Weiterkommen und den Lernprozess unabdingbar. So hast du die Möglichkeit, dich auf deine Fortschritte zu konzentrieren und zu schauen, wo du gerade stehst, ob du ein wenig weitergekommen bist und wo du noch ansetzen solltest, um Achtsamkeit optimal integrieren zu können. Es ist völlig egal, in welchem Alter dein Kind bzw. deine Kinder sind, vergiss nie dich selbst. Wenn es dir nicht gut geht, kannst du dich nicht so um deine Familie kümmern, wie du eigentlich solltest und das bringt niemandem etwas. Selbstfürsorge ist als Mama besonders wichtig, damit du möglichst wenig bis gar nicht ausfällst und rund um die Uhr für alle da sein kannst. Achte auf genügend Schlaf, eine möglichst gesunde Ernährung, täglich 30 Minuten Bewegung und natürlich kurze tägliche Auszeiten durch Achtsamkeit. Bringe deinen Geist und deinen Körper zur Ruhe, dafür reichen 5 bis 10 Minuten.

Und übrigens: Multitasking funktioniert nicht! Das haben Wissenschaftler längst herausgefunden. Unser Gehirn ist mit Multitasking komplett überfordert und deswegen wird jede gleichzeitig ausgeführte Arbeit nur halbherzig ausgeführt. Konzentrieren wir uns dagegen auf nur eine Sache, erledigen wir sie gewissenhaft und zu nahezu 100 Prozent. Eines nach dem anderen ist die Devise und halte auch du dich möglichst daran. Was hast du davon, wenn du zwar mehrere Dinge gleichzeitig erledigst aber alle mit einem schlechten beziehungsweise nur halb so guten Ergebnis? Erledige eines nach dem anderen und du musst nichts nachbessern. Das spart Zeit und unnötigen Ärger. Alles, was du tust, erledige bewusst und nimm jeden Augenblick wahr. Versuche auf bestimmte Situationen anders zu reagieren, wähle stets den gelassenen Weg und nimm auch die Bedürfnisse deines Kindes/ deiner Kinder bewusster wahr. Wenn dein Kind zum Beispiel weint, obwohl es für dich keinen ersichtlichen Grund dafür gibt, frage dich:

- Warum weint mein Kind?
- Hat es vielleicht doch noch etwas Hunger? Habe ich die Windel nach dem Wechseln eventuell zu eng angelegt? Ist ihm kalt oder warm? Ist es Zugluft ausgesetzt? Liegt, steht oder hängt etwas in seinem Umfeld, dass unheimlich aussieht? Könnte es Luft im Bauch haben? Wenn diese Punkte nicht zutreffen, ist ihm wahrscheinlich langweilig.
- Was kann jetzt in diesem Moment liegen bleiben?
- Was ist gerade wirklich wichtig? Was braucht mein Kind jetzt, was brauche ich jetzt?
- Was hat hohe Priorität, was ist zeitlich gerade überhaupt nicht zu managen?

Beispielsweise wäre es jetzt wichtiger dein Kind auf den Arm zu nehmen, mit ihm zu kuscheln, mit ihm zu reden oder zu spielen, statt Staub zu wischen oder zu saugen. Aber wenn deine restliche Familie Hunger hat, dann kochst du eben mal nicht groß, sondern schmierst belegte Brote und schneidest einen Apfel dazu. Das muss dann mal reichen, damit dein Baby ebenfalls genug Aufmerksamkeit bekommt. Musst du in diesem Moment unbedingt die Betten beziehen oder könntest du das Weinen deines Kindes gut für eine gemeinsame Auszeit nutzen und auf dem Bett kuscheln und spielen und es später beziehen? Horche in solchen Momenten in dich hinein und wäge genau ab, was liegen bleiben kann und was nicht. Wenn dein Kind schon im Grundschulalter ist, darfst du es gerne mit in die Hausarbeit einbeziehen, wenn es quengelt oder unzufrieden ist. So kann dein Kind dir beim Betten beziehen helfen, dir beim Wäsche aufhängen die Klammern reichen oder die Kartoffeln für das Mittagessen klein schneiden. Entscheide immer nach jeweiliger Situation und dem Moment. Denn Achtsamkeit findet im HIER UND JETZT statt und nur hier findest du die ideale Lösung. Wenn du dein Kind mit in die Arbeiten einbeziehst, fühlt es sich aufgenommen, genießt deine Aufmerksamkeit und es fühlt sich wohl. Auch du wirst sehen, dass dich diese Momente bereichern und dein Wohlbefinden steigern. So lernst du mit der Zeit deine und eure gemeinsame Zeit intensiv zu nutzen und voll auszuschöpfen.

Konzentriere dich auf das, was ihr gemeinsam macht oder du alleine. Achte zwischendurch auf deinen Atem, überlege, wie es sich anfühlt, wie es schmeckt, riecht oder was es mit dir/euch macht. Dein Kind weint und du bist müde? Dann fällt es natürlich schwerer, die Zeit gemeinsam ohne Bewertung zu verbringen. In solchen Fällen darfst du dein Baby gerne mit ins Badezimmer nehmen, schnalle es sicher im Maxi Cosi an und befestige das Mobile. Oder lege es in die Spielschaukel, sichere dein Kind und stelle die Schaukel an. In dieser Zeit kannst du bedenkenlos eine Dusche nehmen, die deine Lebensgeister weckt und dir zusätzlich die Möglichkeit gibt, Achtsamkeit zu lernen. Unter der Dusche achtest du bewusst auf die Tropfen, die auf deinen Körper fallen. Wie fühlen sie sich an, sind sie heiß, warm, zu kalt? Wie fallen sie auf meinen Arm? Was ist mit dem aufsteigenden Wasserdampf? Wie steigt er nach oben, wohin verteilt er sich überall? Lass den Wasserstrahl auf deinen Nacken fallen, indem du den Kopf leicht senkst. Genieße diesen Moment, bewerte ihn nicht und lass ihn einfach geschehen. Nach 10 bis 15 Minuten bist du völlig entspannt, erfrischt und kannst dich dann deinem Kind mit voller Aufmerksamkeit zuwenden.

Ist dein Kind im Kleinkindalter, gibt es ebenfalls viele Möglichkeiten, achtsame Momente mit ihm zu verbringen und dabei viel Energie und Kraft zu schöpfen. Im Kleinkindalter entdeckt dein Kind seine Welt vor allem sehr intensiv, da Kinder ständig mit allen Sinnen erleben. Mach es ihm nach und erlebe es mit ihm gemeinsam! Nimm es an die Hand, gehe mit ihm durch den Park oder den Wald und lass dir alles von ihm zeigen. Kinder sehen viel mehr als wir Erwachsenen, weil wir den Blick für Details verloren haben. Nutze die Entwicklung deines Kindes für gemeinsame Achtsamkeitsmomente. Wenn ihr durch den Wald geht, achte auf Steine oder Blätter. Nehmt sie in die Hand, überlegt, wie sie sich anfühlen. Rau, glatt, rissig, weich. Haben sie eine bestimmte Form, riechen sie, was könnte man mit den Steinen oder Blättern machen? Gibt es Tierspuren im Wald? Welche Geräusche hört ihr?

Im Park könnt ihr gemeinsam Enten füttern, die Hände in den

See oder Teich halten. Spielt mit dem Wasser, wie fühlt es sich an? Lasst es gegenseitig über eure Hände rinnen. Wenn warmes Wetter ist, könnt ihr euch auf das Gras legen im Park und die Wolken beobachten. Überlegt euch lustige Figuren, was bilden die Wolken für verschiedene Formen. Vielleicht fallen euch dazu witzige Geschichten ein. Im Herbst sammelt ihr Kastanien und Eicheln. Versucht auch diese zu fühlen. Im Winter hinterlasst ihr Fußabdrücke im Schnee, baut kleine Höhlen oder einen Schneemann. Lasst eurer Fantasie freien Lauf, seid achtsam bei allem, was ihr macht. Tanze mit deinem Kind im Regen. Es gibt so viele Momente, mit deinem Kind achtsam zu sein und mit ihm zusammen zu wachsen. Genieße es.

Wenn dein Kind schläft oder gerade bei der Oma oder im Kindergarten bzw. in der Schule ist, dann nutze die Zeit nicht komplett für die Erledigung wichtiger Dinge oder den Haushalt. Teile deine Kräfte ein. Mache nur das Nötigste und nimm dir in solchen Zeiten deine Auszeit für die Achtsamkeit. Konzentriere dich auf deinen Atem, deine Gefühle und wie es dir gerade geht. Achte darauf, ob du müde bist oder traurig, oder doch eher glücklich und rundum zufrieden. Was kann ich gerade tun, damit es mir besser geht oder wie kann ich den glücklichen Moment ausnutzen? Brauchst du ein wenig Bewegung, dann geh eine Runde spazieren, in den Garten, hol tief Luft und atme bewusst wieder aus. Vielleicht kannst du dich auch eine halbe Stunde hinlegen und schlafen, wenn du das gerade brauchst und kannst. Gönn dir einen Cappuccino, eine Tasse Kaffee oder Tee. Genieße und mach wieder ein kleines Ritual während des Trinkens. Telefoniere mit deiner Freundin, deinen Eltern oder nutze die Zeit für ein kleines Gespräch mit deinem

Partner. Hinterher wirst du dich besser fühlen und du kannst dich wieder deinem Kind widmen, wenn es wieder da ist oder aufgewacht ist.

Besonders spannend ist, dass Achtsamkeit erlernen während dein Kind noch ein Baby ist. Die erste Zeit des Kennenlernens ist die wichtigste und die kannst du prima nutzen für die Achtsamkeit. So lernt ihr euch nicht nur intensiv kennen und wachst zusammen, sondern dein Baby entwickelt so sein Urvertrauen noch stärker. Solange dein Kind ein Baby ist, gibt es fast den ganzen Tag Möglichkeiten für die Achtsamkeit zu zweit. Dein Baby kann auf deinem nackten Bauch schlafen, du kuschelst stundenlang mit ihm, beim Stillen oder Füttern seid ihr euch sehr nah, du trägst es in der Anfangszeit sehr oft auf deinen Armen, beim Wickeln kannst du sanft seinen Bauch massieren oder es sanft überall mit Öl einreiben. Das alles fördert Geborgenheit, Urvertrauen und du genießt diese Momente völlig ohne Bewertung. Du empfängst unzählige Gefühle, du konzentrierst dich ausschließlich auf die Nähe und entspannst automatisch bei der Babypflege. Achte wieder auf alle deine Sinne. Wie fühlt es sich an, wenn du dein Baby streichelst, es sanft massierst oder eincremst? Wie riecht dein Baby? Wie fühlt sich seine Haut an? Welche Geräusche macht dein Baby? Wie reagiert es beim Wickeln, beim Spielen, beim Baden? Wie reagiert dein Baby, wenn du mit ihm sprichst? Wie empfindest du selbst? Was fühlst du beim Baden, Wickeln und Spielen? Nimm jedes Gefühl auf, jeden Moment und sei im HIER UND JETZT, denn diese Momente sind einmalig, sie kommen nie wieder. Achtsamer Kontakt zwischen dir und deinem Baby schweißt zusammen, es wird ruhiger und lernt zu entspannen und kann dadurch oft auch besser schlafen. Du bist zufrieden, fühlst dich wohl und Stress kann gar nicht erst entstehen. Alles in allem macht jede einzelne Entwicklungsstufe deines Kindes euch beide perfekt. Denke an die Zukunft, aber lebe im HIER UND JETZT. Denn genau das ist die Basis für eure Zukunft als Familie.

Leichte Übungen

Du bist jetzt an einem Punkt angelangt, an dem du schon viel über Achtsamkeit gelernt hast. Du weißt, wie du sie schon ganz gut mit deinem Kind oder deiner Familie umsetzen kannst. Tiefer in die Materie kommen wir später, mir war zunächst wichtig, dass du die Grundkenntnisse kennenlernst. Du weißt ebenfalls, wie du Achtsamkeit für dich selbst nutzen und lernen kannst. Jetzt möchte ich dir gerne einige Beispiele nennen, wie du den Fokus auf die Achtsamkeit lenken und halten kannst, ohne den Tagesablauf aus den Augen zu verlieren. Dabei kannst und darfst du gerne deine Familie mit einbeziehen. Schließlich seid ihr eins und sollt es auch möglichst bis zum Lebensende bleiben. Es gibt noch viele andere Methoden, Achtsamkeit zu lernen und umzusetzen, doch dazu kommen wir später.

Übung 1
Versuche, den anderen zu verstehen

Du wirst diese Erfahrung sicher schon einmal gemacht haben, dass bei Uneinigkeiten untereinander ein Dickkopf keinen Sinn ergibt. Ganz im Gegenteil: Wer auf sein Recht pocht und das auf jeden Fall durchsetzen möchte, rennt gegen Wände. Verständlich. Schließlich möchte der andere auch Recht behalten. Gerade Streitigkeiten und Meinungsverschiedenheiten innerhalb der eigenen Familie sind sehr unangenehm, können Stress auslösen und berühren viele emotional. Hat eines deiner Familienmitglieder eine andere Meinung als du, dann betrachte dies als neue Achtsamkeitsübung. Zunächst versuchst du dich in den anderen hineinzuversetzen. Überlege, warum er oder sie so denkt und was er eigentlich möchte. Überlege, wieso der andere anders denkt oder etwas Bestimmtes mag beziehungsweise nicht mag. Wieso seid ihr euch uneinig? Gehe in dich und werde achtsam für diese spezielle Situation. Frage ihn gezielt und sage ihm bzw. ihr, dass du gewillt bist, ihm bzw. entgegenzukommen oder ihn bzw. sie zu verstehen. Auf jeden Fall muss dein Gegenüber wissen, dass du eine Lösung ohne Streit möchtest, sodass beide Seiten zufrieden sind. Findet einen Zwischenweg oder diesmal darf der Gegenüber seine Meinung bzw. seinen Willen bekommen, beim nächsten Mal hat der andere dafür einen Wunsch frei. Miteinander reden hat schon oft die Spannung aus Konfliktsituationen genommen und zu einem gelassenen Umgang miteinander geführt.

Übung 2
Der Ton macht die Musik

Achtsamkeit hat eine Menge mit dem Umgang mit sich und anderen zu tun. Dazu zählt auch, wie du dich gegenüber deinen Mitmenschen verhältst. Achte zwischendurch immer wieder auf die Tonart, wie du mit deinem Partner oder deinem Kind sprichst. Wenn du merkst, du wirst harsch, dann gehe für eine Minute in dich, hole tief Luft und schlage einen weicheren Ton an. Dein Partner oder/und dein Kind kann nichts für deine schlechte Laune, die du wegen der roten Ampel bekommen hast. Genauso wenig können sie etwas dafür, wenn dir der Kuchen verbrannt ist und du sowieso schon schlechte Laune wegen deiner blöden Kollegin hattest. Lächle und dir geht es automatisch besser. Lächle dich im Spiegel an, lächle vor dich hin. Auch ein künstliches Lächeln hilft, denn das führt automatisch zu besserer Laune. Sollte dir doch einmal die Tonlage wegrutschen, biege es gleich gerade und entschuldige bei dem anderen. Erkläre, warum du schlecht gelaunt oder genervt bist. Gemeinsam findet ihr garantiert eine Lösung, damit ihr alle gute Laune bekommt.

Übung 3
Bilder sprechen Bände

Wenn du mit der Familie einen schönen Ausflug unternimmst, ihr in den Urlaub oder einfach nur in den Zoo geht, macht ihr bestimmt mit dem Handy oder der Digicam schöne Erinnerungsfotos. Das macht Spaß, man kann die Bilder mit Freunden und der Familie teilen und später erinnert man sich gemeinsam an die schönen Stunden. Aber leider hat fotografieren nicht viel mit Achtsamkeit zu tun. Setzt euch am Abend oder einen Tag nach dem Ausflug doch lieber gemeinsam an einen Tisch und malt ein Bild über euren Ausflug mit einem ganz bestimmten Erlebnis, das euch allen super gefallen hat. Dieses Bild könnt ihr dann in der Küche oder im Flur aufhängen und erinnert euch täglich an die großartige Zeit. Das fördert nicht nur eure Beziehung zueinander, sondern ihr seid kreativ und überlegt gemeinsam, was euch gefallen hat. Achtsamkeit übt ihr in dieser Übung, indem ihr wirklich gut nachdenkt über den Tag, welcher Moment euch am meisten gefangen genommen hat. Außerdem versetzt ihr euch in den anderen, was ihm oder ihr am besten gefallen haben könnte. Mit einer gemeinsam kreativ geschaffenen Erinnerung könnt ihr alle gut und zufrieden schlafen.

Übung 4
In der Ruhe liegt die Kraft

Wo wir gerade beim Abend sind. Egal, wie spät es ist und was du, deine Kinder oder dein Partner noch erledigen müsst, macht es mit Ruhe und Bedacht. Gerade abends möchten wir alles schnell hinter uns bringen, um den Tag ausklingen zu lassen. Nimm dir abends die Zeit, die du brauchst und gönne sie auch deiner Familie. Wenn du dein Kind zum Zähneputzen hetzt oder zum Waschen, dann macht es diese wichtige Aufgabe nur halbherzig und hat keinen Spaß daran. Körperpflege ist sehr wichtig, sie ist Grundstein für die Gesundheit. Mach eine Achtsamkeitsübung aus der Körperpflege, für dich allein und für deine Kinder. Wer sich die Ruhe dafür nimmt, kann besser auf seinen Körper achten, weiß, wo er noch gründlicher putzen sollte oder was er zu stark vernachlässigt hat. Putze jeden einzelnen Zahn, beachte die Stellung der Zähne, auf dein Zahnfleisch. Putzt du sie richtig, übst du zu starken Druck aus? Das kannst du nur herausfinden, indem du dir Zeit für dich und deine Kinder während des Zähneputzens nimmst. Lass deine Kinder nach dem Putzen mit dem Waschlappen erst ihr Gesicht, dann den Hals, die Achseln und den Oberkörper waschen. Mach ein Spiel darauf, sage ihnen, sie sollen dir oder sich gegenseitig erzählen, wie es sich anfühlt, mit dem kalten oder warmen Waschlappen die Arme zu schrubben oder ob es kitzelt, wenn sie sich den Bauch waschen. Das ist viel entspannter als zu hetzen und vor allen Dingen gründlicher. Und deine Kinder lernen sich und ihren Körper zu achten, auf den Körper zu hören. Besser können sie nicht ins Bett krabbeln.

Eine Gute-Nacht-Geschichte, und wenn sie nur 5 Minuten dauert, beendet das abendliche Ritual auf liebevolle Weise und lässt dein Kind gut und tief schlafen.

Übung 5
Sei dankbar

Damit meine ich nicht, dass du oder dein Kind danke sagt, wenn jemand für dich den Müll rausgebracht oder den Platz freigehalten hat. Selbstverständlich sollen deine Kinder lernen von sich aus danke und bitte zu sagen, auch wenn du nicht dabei bist. Das gehört zum guten Ton und einer guten Erziehung. Ich meine aber die tief empfundene Dankbarkeit, die wir fühlen, wenn wir einen wunderschönen Schmetterling sehen, die Suppe heute besonders lecker schmeckt oder uns bewusst wird, dass wir ein Dach über dem Kopf haben und nicht draußen schlafen müssen. Diese mitunter kleinen Dinge, die unserer Seele richtig guttun, kannst du deinen Kindern schon im Kleinkindalter beibringen. Zeige deinen Kindern die kleinen Dinge, die manchmal den Tag verschönern. Lass sie an Blumen riechen, alle möglichen Obstsorten probieren und erkläre ihnen auf kindliche Weise, gern auch mit einem Buch, dass es nicht selbstverständlich ist, Essen auf dem Tisch zu haben, Geld im Portemonnaie oder Strom und fließend Wasser im ganzen Haus. Lehre ihnen Dankbarkeit durch Achtsamkeit. Das erinnert dich ebenfalls daran, für Kleinigkeiten und allgemein selbstverständliches dankbar zu sein. Überlege selbst, wofür du dankbar bist. Schreib es in eine Art Tagebuch, werde achtsam für die Details in deinem Leben und dessen Umfeld. Du wirst merken, wie gut es dir eigentlich geht!

Übung 6
Aus dem Spaziergang ein Abenteuer machen

Dein Kind nörgelt, weil du schon wieder mit ihm spazieren gehen möchtest? Es mag lieber zu Hause bleiben, weil ein Spaziergang soooo langweilig ist? Gib deinem Kind ein Achtsamkeitsabenteuer, dass es den eigentlichen Spaziergang vergisst und gar nicht mehr nach Hause gehen möchte. Das ist total einfach und du musst dich dafür überhaupt nicht anstrengen. Eine spannende Variante ist, dass du vor dem Spaziergang einen Zettel schreibst, auf dem du Tiere oder bestimmte Pflanzen/Bäume notierst, die dein Kind während des „Spazierganges" finden soll. Wenn du keinen Park in der Nähe hast, dann notiere eine bestimmte Anzahl Autos einer speziellen Farbe, Häuser mit drei Stockwerken oder Hundehalter, die mit ihren Hunden Gassi gehen. Das Suchen lenkt vom Gehen ab und dein Kind wird sich wundern, wie schnell ihr schon wieder zu Hause seid, da die Zeit durch die bewusste Ablenkung rasch vergangen ist. Außerdem trainiert es so Achtsamkeit, da es sich bewusst auf Dinge konzentrieren muss, die du ihm vorgegeben hast. Du darfst deinem Kind auch gern dabei helfen …

Ebenfalls sehr interessant ist das Sammeln von Steinen oder Blättern, die ihr auf dem Weg findet. Am Ende des Spazierganges zählt ihr alles zusammen und ihr vereinbart, beim nächsten Spaziergang mindestens die doppelte Anzahl zu finden oder nur runde Steine oder rote Blätter. Hier seid ihr auch wieder sehr achtsam und lernt obendrein die Natur besser kennen. Veranstalte auf dem Spaziergang von Zeit zu Zeit einen Wettlauf oder spielt verstecken. Das alles vertreibt deinem Kind unbemerkt die Zeit auf spannende und achtsame Art und Weise und ihr habt Sauerstoff dabei getankt. Dein Kind wird sich zukünftig auf eure gemeinsamen Spaziergänge freuen!

Das war das erste Kapitel meines Buches *Mach mal langsam Mama*. Im zweiten Kapitel tauchen wir tiefer in das Thema ein. Ich zeige dir weitere Übungen der Achtsamkeit, Übungen für bestimmte Situationen (zum Beispiel während des Sports, beim Einkaufen oder bei der Arbeit) und lege den Fokus auf Übungen für Achtsamkeit deinen Partner betreffend. Denn du bist nicht nur Mama, auch dein Partner möchte sich an deiner Seite wohlfühlen. Und damit ihr die Elternschaft als Paar gut meistern könnt, müsst ihr auch zusammen achtsam sein.

KAPITEL 2

Nun befassen wir uns, wie versprochen, etwas intensiver mit dem Thema Achtsamkeit im Alltag einer Mama und ich zeige dir, wie du in ganz speziellen Situationen täglich achtsam durch dein Leben gehst. Wieder sind es Übungen, die du ganz einfach in den Alltag integrieren und deine Familie mit einbeziehen kannst. Verringere den Stress und den Druck, indem du für und in dem Moment lebst, denn du weißt: Das HIER UND JETZT gibt es nur einmal und kommt nie wieder. Verzweifle nicht, wenn du mal nicht weiterweißt oder eine Übung nicht funktionieren möchte. Dann probiere eine andere, hab Geduld mit dir und du wirst sehen, beim nächsten Mal funktioniert es besser! Jetzt wünsche ich dir viel Spaß bei den nächsten Übungen und viel Erfolg. Du bist es wert!

Dieses Buch richtet sich natürlich, wie der Name schon sagt, in erster Linie an gestresste Mamas, die durch Achtsamkeit entspannter und stressfreier durch den Tag gehen möchten. Die ihr Leben auf natürliche Weise entschleunigen möchten und dennoch alle Pflichten und die Familie miteinander vereinen wollen. Jedoch leben wir in einer sehr modernen Welt und in dieser gibt es nicht mehr nur DAS Modell der Kindererziehung, dass eben die Mama zu Hause bleibt und sich um die Erziehung der Kinder kümmert und der Papa arbeiten geht. Viele Väter übernehmen immer öfter den Erziehungsurlaub für einige Monate oder für die kompletten drei Jahre. Einige Paare teilen sich den Erziehungsurlaub. Auf jeden Fall ist es kein seltener Anblick mehr, dass wir Väter mit ihren Kindern auf dem

Spielplatz finden, stolze Papas, die den Kinderwagen schieben und die schmutzige Windel wechseln. Immer mehr Väter gehen auf Elternabende (sehr zum Vorteil von uns Mamas!) und bringen die Kleinen in den Kindergarten oder in die Schule. Sie kümmern sich nebenbei um den Haushalt, so lange, wie die Mama halt arbeiten ist. Deswegen richtet sich dieses Buch selbstverständlich auch an sämtliche Papas, die ihren Alltag mit Kind oder Kindern stressfrei, mit viel Liebe und mehr Zeit verbringen mögen. Papas können genauso gut Achtsamkeit lernen und bewusster durchs Leben gehen. Gerade mit Kindern macht das besonders viel Spaß und ist ein aufregendes, neues Erlebnis für die Herren der Schöpfung. Deswegen scheue dich nicht, lieber Papi, dieses Buch zu lesen. Ich gratuliere dir, dass du es bis hierhin geschafft hast und möchte dich ermutigen, weiter an deiner Achtsamkeit und den bewussten Momenten zu arbeiten. Für dich, deinen Nachwuchs und deine Partnerin.
Wie war das noch? Nur mit Veränderung und Wandel kann sich die Welt bewegen und weiterkommen? DANKE, liebe Papis, dass ihr eure Frauen so großartig unterstützt und ganz selbstverständlich die Erziehung eurer Kinder übernehmt! Nun aber sei achtsam, denn die nächsten Übungen für die Achtsamkeit warten ...

Tiefergehende Übungen im Alltag

Kommen wir zu den nächsten Achtsamkeitsübungen. Fangen wir mit einer Tätigkeit an, die wir alle ständig und unbewusst machen, die einen mehr, die anderen weniger: das Gehen. Ja, richtig! Du kannst sogar während des Gehens Achtsamkeit üben. Dabei spielt es überhaupt keine Rolle, ob du dich in einem Raum oder draußen befindest, wobei du draußen mit Sicherheit mehr Möglichkeiten findest, achtsam zu sein und du jeden Schritt bewusst erlebst. Diese Übung kannst du alleine, mit deinen Kindern und deinem Partner ausführen. Sobald du das Haus oder die Wohnung verlässt und ein paar Minuten Zeit hast, achtsam zu sein, konzentriere dich innerlich auf deine Fußsohlen und lege den Fokus ausschließlich auf sie. Atme bewusst und versuche, jeden einzelnen Schritt zu fühlen. Diese Übung gelingt dir besser, wenn du leichte Schuhe anhast. Mit Stiefeln geht es auch, aber dann darf die Sohle nicht zu dick sein. Die Jahreszeit spielt ebenfalls keine Rolle, im Gegenteil. Im Winter bei tiefem Schnee macht diese Achtsamkeitsübung sogar noch viel mehr Spaß, da du dabei viele Geräusche wahrnimmst und Spuren hinterlässt. Im Herbst macht es richtig Freude, mit deinem Kind (aber gerne auch alleine) durch die Blätter zu laufen und raschelnde Geräusche zu verursachen. Versuche auf deinem Weg zum Einkaufen, zur Arbeit oder beim Spaziergang bewusst auf den jeweiligen Untergrund zu achten und eventuell hast du die Chance auf mehreren unterschiedlichen Untergründen zu laufen. Nimm zum Beispiel die Abkürzung durch den Park, laufe ein paar Schritte auf der Wiese, dann wieder auf dem

Weg. Das wiederholst du ein paar Mal und wirst dir bewusst, wie unterschiedlich sich die beiden Untergründe anfühlen. Wo gehst du lieber, was fühlt sich besser an? Wie genau fühlt sich welcher Untergrund an? Gehe diesen Weg an mehreren Tagen mit anderen Schuhen. Spürst du einen Unterschied in Turnschuhen, Sandalen oder Stiefeletten? Deinem Kind macht diese Übung garantiert ebenfalls sehr viel Freude und so könnt ihr gemeinsam achtsam sein und vieles herausfinden. Wenn du es geschafft hast, während des Gehens deine Fußsohle zu spüren, wenn diese Übung in Fleisch und Blut übergegangen ist, dann darfst du gerne deinen Fokus auf die Art und Weise legen, wie du gehst. Versuche bewusst „gesund" zu gehen. Rolle deinen Fuß bewusst vom Boden ab, sei gedanklich dabei und dann konzentriere dich darauf, wenn deine Ferse wieder aufsetzt. Nur 10 Minuten bei jedem Spaziergang oder während des Gehens trainieren deine Achtsamkeit ungemein. So stolperst du weniger und machst feste Schritte, die nebenbei Selbstbewusstsein verleihen. Du bist mit dem Boden verbunden und nichts kann dich von deinem Weg abbringen. Und wenn du das geschafft hast, dann geht es an das bewusste Auf- und Abgehen. Wie fühlt es sich an, wenn du eine kleine Anhöhe hochgehst, über einen Hügel wanderst, wenn der Weg eben ist und wie ist es, wenn du den Weg hinuntergehst. Fühlen sich deine Schritte unter den Fußsohlen anders an, wenn du hochgehst? Fühlt es sich gleich an mit dem Hinuntergehen oder gibt es da einen Unterschied? Was übt den meisten Druck aus, hochgehen, hinunterlaufen oder geradeaus? Was fühlt sich für deine Füße besser an, was ist leichter? Besonders toll ist die Übung, wenn du barfuß gehst. Dann spürst du wirklich jeden Zentimeter unter deinen Füßen und merkst jeden Stein, ob der Boden warm oder kalt ist, ob der Untergrund sandig oder eher hart und rau ist? Gehe bewusst durch frische Pfützen, schließe deine Augen dabei und nimm jedes einzelne Gefühl wahr, was dabei in dir entsteht. Bewerte nicht, lass deine Gefühle zu und genieße. Wiederhole die Achtsamkeitsübungen beim Gehen so oft wie möglich, um ein immer besseres Gespür für die Füße und jeden deiner Schritte zu bekommen. Verwurzle dich mit der Erde, werde beim Gehen eins mit ihr.

Was beim Gehen funktioniert, funktioniert auch beim Treppen steigen. Das Grundprinzip ist das gleiche. Konzentriere dich auf deine Fußsohlen, achte bei jedem Schritt, wie es sich anfühlt, die einzelnen Stufen zu erklimmen. Steige mal langsam, mal schneller die Treppe hinauf. Trete abwechselnd mit dem Ballen und dem ganzen Fuß auf die Stufen. Fühlst du einen Unterschied? Was ist angenehmer, wie kommst du leichter die Treppe hinauf? Das gleiche übst du, wenn du die Treppe wieder hinuntergehst. Laufe sie nicht herunter, aber gehe auch hier mal schneller, mal langsamer. Trete mal schwächer, mal stärker auf. Gibt es einen Unterschied, wenn du dich am Handlauf festhältst und wenn du freihändig die Treppe gehst? Nimm jeden einzelnen Schritt, jeden dieser kleinen Momente bewusst wahr. Tauche ein ins HIER UND JETZT. Treppensteigen wird bei regelmäßigem Üben ein ganz besonderes Erlebnis für dich und ich bin mir sicher: Der Fahrstuhl wird sehr schnell langweilig für dich. So bleibst du ganz nebenbei rundum fit, gesund und sportlich. Da lohnt sich die Achtsamkeit gleich dreifach!

Spannend ist, dass wenn du dich von „außen“ bewusst wahrnehmen kannst, dann ebenfalls von „innen“. Sicherlich kennst du das nach einer anstrengenden Trainingseinheit oder einer langen Wanderung: Die Beine schmerzen, jeder einzelne Knochen tut dir weh und du lernst Stellen am Körper kennen, von denen du nicht wusstest, dass sie existieren. Dieser Zustand heißt schlicht und einfach Muskelkater. Diese inneren Schmerzen spürst du zwar, aber du achtest nicht bewusst auf sie. Sie sind nervig und stören bei jedem Schritt. Sie sind einfach da und verschwinden nach spätestens drei Tagen wieder. Anders als Muskelkater kannst du deine Gelenke und Muskeln ganz bewusst spüren, selbst wenn du keinen Sport treibst. Du kannst deinen Fokus ganz bewusst auf dein Inneres lenken. Manche Menschen leben dieses Bewusstsein schon länger. Du hast vielleicht schon von Menschen gehört, die auf ihren Körper hören. Sie essen nur, wenn sie wirklich Hunger haben, sie verkürzen ihre Trainingseinheit, wenn sie merken, dass der Körper genug hat für heute. Sie merken, wenn eine Erkältung im Anmarsch ist oder sich die Migräne ankündigt. Dann treten diese Menschen kürzer, weil der Körper ihnen damit sagt, sie haben in den vergangenen Wochen zu viel gearbeitet, es mit dem Sport übertrieben oder – wo wir beim Thema sind – nicht achtsam genug mit sich waren. Jede Krankheit, jeder noch so kleiner Husten, hat einen Grund. Selbst wenn du dich mit dem Messer in den Finger schneidest oder ihn dir einklemmst und ihn deswegen einige Tage nicht nutzen kannst, hat das einen ganz bestimmten Grund. Da du in diesen Schontagen ohnehin nicht viel erledigen kannst, überlege, was du falsch gemacht oder übertrieben hast. Nimm dir Zeit dafür, höre in dich hinein und wenn du herausgefunden hast, wo du nicht achtsam warst, nicht auf deinen Körper gehört hast und zu viel von ihm verlangt hast, ändere dein Verhalten, wenn du wieder auf dem

Damm bist. Denn solche körperlichen Botschaften sind Warnhinweise deines Körpers. Dein Körper möchte dir damit sagen, wenn du dein falsches Verhalten nicht dauerhaft änderst, wird es dir irgendwann richtig schlecht gehen. Ignoriere deinen Körper nicht, denn schließlich hast du nur den einen und du lebst in ihm: jeden Tag, jede Stunde, jede Minute, jede Sekunde. Du bist eins mit ihm und wenn er dir sagen möchte, dass etwas falsch läuft, dann komme ihm entgegen. Es ist deine Gesundheit, dein Leben. Schlimmstenfalls, in der Regel bei Rauchern oder alkohol-/drogenabhängigen Menschen, die sehr oft Botschaften vermitteln bekommen, sie aber nicht erkennen wollen oder können, landet man im Krankenhaus. Das ist auch der Grund, wieso viele Raucher sterben. Sie sterben nicht, weil ihr Körper schon zu krank ist, sie sterben, weil sie unter anderem schon einen Herzinfarkt erlitten haben und hinterher dennoch wieder rauchen. Das ist eine Situation, mit welcher der bereits kranke und schwache Körper überfordert ist und eine Zeit nach dem Infarkt keine Kraft mehr hat, Signale zu senden. Er stirbt. Menschen, die unter Depressionen leiden, haben eine lange Zeit ebenfalls nicht auf die Botschaften geachtet, die ihnen der Körper gesendet hat.

Müdigkeit, Erschöpfung, Lustlosigkeit, Traurigkeit über mehrere Wochen, Appetitlosigkeit, Schlaflosigkeit, all das sind Warnsysteme bei drohender Depression und sie werden erst wahrgenommen, wenn es schon fast zu spät ist. Daher lass du es erst gar nicht so weit kommen und höre bereits auf die kleinen Signale deines Körpers. Sei achtsam, ob und was dir dein Körper mitteilen möchte. Ich meine damit nicht, dass du bei jedem Picks oder Knacken zum Arzt rennen sollst. Ich möchte dir sagen, dass du deinen Körper nicht überfordern sollst, denn daraus KÖNNEN sich Krankheiten, mitunter auch schwere, entwickeln. Bist du kaputt, dann lass die Wäsche mal Wäsche sein und erledige sie morgen. Bist du müde, dann zwinge dich nicht noch zum Supermarkt, sondern bitte deinen Partner oder eine Freundin, für dich einkaufen zu gehen. Sie werden Verständnis für deine Situation haben. Es nützt niemandem, wenn du zusammenbrichst. Merkst du, dass du schlapp bist, wenn du täglich Sport treibst, dann reduziere dein Sportprogramm auf dreimal die Woche und nutze den Rest der Woche das Rad zum Einkaufen oder gehe mit deinen Kindern eine Stunde im Wald spazieren. Bei diesen Aktivitäten bewegst du dich ebenfalls und tankst obendrein noch ordentlich Sauerstoff. Mal kurz angemerkt: Ignorierst du dauerhaft die kleinen Signale deines Körpers, kann dies zum berüchtigten Burn-out führen. Und diese Patienten brauchen oft Monate bis Jahre, bis sie sich erholt haben und ihren Alltag normal führen können. Deswegen beuge vor und sei achtsam für die Botschaften deines Körpers. Du lebst nur einmal!

Eine andere Art, deinen Körper bewusst zu spüren, ist das Fokussieren auf ein bestimmtes Gelenk oder einen speziellen Muskel. Lerne deinen Körper kennen. Du kannst dir beispielsweise einmal die Woche vornehmen, dich beim Gehen auf ein bestimmtes Gelenk zu konzentrieren. Das kannst du an Tagen, wenn du Sport machst aber auch auf der Arbeit oder zu Hause. Lenke deine Gedanken zum Beispiel auf dein Knie, entweder rechts oder links, und fange an mit der visuellen Wahrnehmung. Wie sieht dein Knie überhaupt aus? Wie verändert es sich, wenn du dein Bein hebst, wie sieht es aus, wenn du gehst oder läufst? Welche Form hat dein Knie während du stehst? Wenn du dich bewegst, gibt es irgendwelche Geräusche? Knirscht es, knackt dein Knie oder ist es völlig geräuschlos? Gehe mal schneller, mal langsamer. Wie ändert sich seine Bewegung? Nach dieser Übung nimmst du dir in der nächsten Woche dein Ellbogengelenk vor. Beobachte dieses genauso gründlich, wie du dein Knie beobachtet hast. Mit deinen Muskeln funktioniert es ähnlich. Wenn du nicht gerade eine Bodybuilderin bist, wirst du sie schlecht sehen können in den alltäglichen Bewegungen. Aber du kannst dich dennoch auf sie konzentrieren. Wenn du einen Gegenstand in die Hand nimmst, beispielsweise deine Tasse, schau dir bewusst deine Hand und die Finger an. Bei diesem Vorgang wirst du die Muskeln im Unterarm spüren, in der Hand jedoch kannst du deine Knochen sehr gut sehen. Wie bewegen sie sich, wenn du deine Finger spreizt, die Tasse in der Hand hältst und dann wieder abstellst? Merkst du, wie die Hand- und Fingerknochen arbeiten? Nimmst du dein Kind auf den Arm, kannst du deine Muskeln spüren und bei großer Anspannung sogar sehen. Wie fühlt es sich an, wenn deine Armmuskeln sich anspannen? Gibt es einen Unterschied, wenn du dein Kind wieder absetzt? Merkst du den Wechsel zwischen An- und Entspannung? An welcher Stelle an deinem Körper arbeiten die Muskeln am stärksten? Im Bein, im Oberarm? Je öfter und bewusster du dich selbst beobachtest, desto bester kannst du deine körperlichen Kräfte einschätzen. Du wirst merken, welche Körperteile weniger beweglich, ja vielleicht sogar steif sind und welche du mühelos bewegen kannst. Dieses Wissen kannst du prima beim Sport einsetzen. Arbeite an deinen Schwachstellen und kräftige deine starken Gelenke und Muskeln. Das perfekte Zusammenspiel von Gelenken und Muskeln, bewusst eingesetzt, lässt dich fitter werden und verschafft dir ein gutes Gefühl.

Befassen wir uns jetzt mit deinen beiden Sinnen Hören und Sehen. Ich habe dir ja schon gezeigt, wie du auf einem Spaziergang auf sämtliche Geräusche achten kannst, die du für dich bewusst wahrnimmst. Sei es das fröhliche Gezwitscher der Vögel im Gebüsch, das Lachen spielender Kinder oder das Rauschen eines Bachs. Schließe in solchen Momenten deine Augen, atme tief durch und erlebe, was dabei mit dir passiert. Vielleicht erinnert dich ein bestimmtes dieser Geräusche an eine schöne Situation in deiner Vergangenheit, eventuell ist sogar ein typisches Geräusch aus deiner Kindheit dabei und du darfst ruhig für einige Minuten wieder in deine Kindheit gedanklich zurückkehren. Es sind jedoch nicht nur die Geräusche von außen oder die alltäglichen Geräusche wie das Brummen des Kühlschranks oder das Klingeln des Telefons, auf die du achten kannst. Ein wichtiger Bestandteil der Achtsamkeit spielt im wahrsten Sinne die Musik. Ganz gleich, welche Musikrichtung du bevorzugst, es gibt DIE Musik, die einen Schauer in dir auslöst, dir Gänsehaut verschafft und Wohlbefinden verleiht. Und es gibt leider auch weniger schöne Musik, bei dessen Klängen du zusammenzuckst, weil sie Erinnerungen an einen geliebten Menschen weckt, der nicht mehr bei dir ist oder weil dir bei dieser Musik etwas nicht so Schönes widerfahren ist. Und zu guter Letzt gibt es diese Art von Musik, bei der du sofort auf einen anderen Sender umschaltest, weil sich diese Musik für dich einfach nur furchtbar anhört. Höre Lieder einmal anders, bewusster, achtsamer. Wenn du zum Beispiel gerne klassische Musik hörst, überlege bei jedem Stück, was genau dich an ihm fasziniert. Ist es ein bestimmtes Instrument, die Art, wie jemand aus dem Orchester ein Instrument spielt oder die Melodie? Hörst du Techno gerne, weil es schnell und laut ist oder steckt mehr dahinter? Stehst du auf den Rhythmus oder den Synthesizer? Liebst du bei Schlagern die Texte lieber oder die Musik? Hörst du Rap, weil du dich mit den Texten identifizieren kannst oder weil es einfach cool ist? Genieße deine Lieblingsmusik bewusster, achte auf all diese Dinge, lass die Musik in dir lebendig werden. Probiere andere Interpreten deiner Musikrichtung aus, untersuche die Musik auf all das, was du magst und was nicht. Und wenn du weißt, was genau du liebst, dann lass dich fallen. Wenn du Glück hast, regnet es nach dem Musikhören und du kannst mit Freude den Regentropfen lauschen, die gegen die nasse Fensterscheibe prasseln oder auf den Terrassenboden fallen und Blasen schlagen. Apropos sehen: Regentropfen lassen sich sehr gut beobachten. Wenn sie denn Blasen schlagen, wie groß sind sie? Sind alle gleich groß oder unterscheiden sie sich in ihrer Größe? In welchem Abstand entstehen die Blasen? Wie schnell „platzen" sie? Regen ist für die meisten von uns recht unangenehm. Wir werden nass, wenn wir von einem Platzregen überrascht werden, wenn der Wind weht, nützt der beste Regenschirm nichts, denn da peitscht der Wind das Nass gegen unsere Hose. Nasse Schuhe hinterlassen unschöne Abdrücke und wir müssen den Fußboden wieder wischen. Dem Hund müssen die Pfoten abgetrocknet werden, bevor er in die Wohnung kann. Versuche als Achtsamkeitsübung den Regen als etwas Positives zu sehen. Du ärgerst dich, wenn es regnet, aber hört es dann auf? Freue dich auch, wenn es regnet, denn er verschwindet ja doch erst dann, wenn die Wolken leer sind. Regen füllt die Talsperren, er sorgt für genügend Grund- und Trinkwasser, dank Regen blühen unsere Blumen und das Gemüse/Obst im Garten. Regen lässt die Luft für Allergiker ein wenig erträglicher werden. Regen gießt unsere Wälder und er sorgt für Abkühlung nach

einer Woche unerträglicher Hitze. Wieso also dankst du ihm nicht einmal mit Achtsamkeit für seine vielen „guten“ Taten? Lausche seinem Klang, was er dir erzählen möchte. Beobachte ihn bewusst. Rinnt der Regen schnell von der Fensterscheibe oder eher langsam? Sind es mehr dicke oder dünne Tropfen? Bildet er Schlangenlinien oder Pünktchen auf der Scheibe?
Du kannst auf so vieles mehr achten, das deine Augen erblicken und für dich selbstverständlich scheint. Die Sonnenstrahlen zum Beispiel. Die Sonne scheint, es wird warm, das ist ein schönes Gefühl. Aber du siehst nicht direkt in die Sonne, weil du sonst wahrscheinlich lange Zeit nichts mehr sehen kannst und tatsächlich von der direkten Sonne in die Augen Schäden bekommen kannst. Aber wenn sich die Sonne zwischen zwei Wolken versteckt, wenn sie kurz vor dem Herausbrechen ist, dann kannst du ihre Sonnenstrahlen sehen, und zwar jeden einzelnen in seiner vollen Pracht. Das ist auch für deine Kinder toll. Sie sehen Natur aus nächster Nähe und so, wie sie wirklich ist und ergattern höchstwahrscheinlich mit so einem Bild in Kunst eine Eins. Schaue auf die herausbrechenden Sonnenstrahlen, wie sie sich ihren Weg durch die Wolken bahnen. Wo sind sie kräftiger, wo schwächer, wo treffen sie auf? Sind sie von oben bis unten gleich gelb oder gibt es Nuancen? Sieht es von jedem Standpunkt gleich aus? Was ist überhaupt mit den Wolken? Nimm dir Zeit, leg dich auf eine Wiese, auf den Balkon, in den Garten und beobachte die Wolken. Am meisten Spaß macht es mit Kindern. Denkt euch gemeinsam Tiere, Figuren oder Gegenstände aus, die sie bilden. Sind sie groß, klein, voller Wasser oder vielleicht ganz durstig? Welche Farbe haben sie? Wie viele Wolken sind es? Versucht, kleine Geschichten aus den Wolken zu erzählen, gebt ihnen Namen. Lasst eurer Fantasie

freien Lauf und genießt diesen Moment der Achtsamkeit, im absoluten HIER UND JETZT, der bewusst wahrgenommen wurde. Und deine Kinder und du habt noch tagelang hinterher lustigen Gesprächsstoff.

Eine sehr schöne Achtsamkeitsübung hat mit Kunst zu tun. Ich weiß, das ist nicht gerade jedermanns Sache und meine auch nicht, wenn ich ehrlich sein soll. Aber wenn du Kunst aus einem anderen Blickwinkel betrachtest, kann das sehr spannend und mitunter lustig werden. Letzteres auf jeden Fall, das kann ich dir aus eigener Erfahrung garantieren! In fast jeder größeren Stadt gibt es mittlerweile Kunstmuseen. Wenn es dennoch in deiner Nähe keins gibt, dann kannst du dich über die anderen Museen deiner Stadt informieren, was sie in der Dauerausstellung und was sie wann in Sonderausstellungen zeigen. Oft haben städtische Museen eine eigene Kunstabteilung, manchmal ist Kunst Teil einer Sonderausstellung. Achte in der nächsten Zeit einmal auf Ausstellungen von Gemälden und Bildern, die Künstler sowie das Genre spielen keine Rolle. Am besten kannst du Achtsamkeit jedoch mit Bildern lernen, die verschiedene Formen und Farben aufweisen. Landschaftsgemälde und solche mit Menschen eignen sich weniger dazu. Deswegen lege dein Augenmerk auf moderne Ausstellungen. Die moderne Kunst arbeitet mit vielen Farben, in freier Form und mit vielen Formen und Figuren. Ein Beispiel hierfür sind Bilder von Wassily Kandinsky oder Franz Marc. Ihre Bilder werden von jedem einzelnen anders empfunden und bieten daher eine gute Basis für Interpretationen in einer kleinen Gruppe oder deiner Familie. Am wichtigsten ist mir bei dieser Art Kunst, dass ihr bewusst auf die Farben, Formen und

Gegenstände achtet, die ihr seht. Nimm Farben achtsam wahr. Überlegt, welches Rot genau benutzt wurde, wein- oder kirschrot oder eher doch Magenta, Fuchsia oder lila? Wem gefallen die Bilder mit klaren Formen besser, wem der geschwungene Stil? Was seht ihr auf den Bildern, empfindet ihr das gleiche, und sind mehr Punkte oder mehr Dreiecke auf dem Bild zu sehen? Denke bitte auch bei dieser Übung daran, dass du/ihr völlig bewertungsfrei die Bilder beschreibt. Achtet auf Kleinigkeiten, die Farbgebung, nicht auf die Art und Weise, wie der Künstler das Bild geschaffen hat. Das wäre Bewertung. Lass jedes Bild auf dich wirken, nimm dir Zeit dafür. Welches Bild hat deine Sympathie auf den ersten Blick und welches möchtest du am liebsten umdrehen? Versuche zu ergründen, warum dir das eine gefällt und das andere nicht. Einen Tag im Museum zu verbringen kann äußerst lehrreich sein. Du erfährst wieder mehr über dein Inneres, lernst ein neues Gebiet kennen und hast viel Spaß mit deiner Familie.

Was ist mit dem Sinn Spüren? Dass du Gegenstände wertschätzen und spüren kannst, das weißt du inzwischen schon vom Thema Hausarbeit. Wasser spüren während des Duschens ist dir ebenfalls bekannt. Ein wichtiger Punkt des Spürens sind die Berührungen. Das führt uns gleich tiefer in das nächste Thema „Achtsamkeit mit dem Partner“, zuvor jedoch zeige ich dir, warum Berührungen unglaublich wichtig sind für deine Seele, das Herz und dein körperliches Wohlbefinden. Schon Neugeborene sind auf Berührungen angewiesen. Ein Baby, das während des Aufwachsens wenig bis keine Liebe erfahren hat, wird diese wichtige Erfahrung auch nicht selber weitergeben können in seinem späteren Leben. Zudem führt fehlender

Hautkontakt bei Babys zu verzögertem Wachstum und erhöht sogar die Gefahr, Herz- und Kreislaufprobleme zu bekommen. Berührungen sind ein elementares Bedürfnis, für Babys sind sie überlebensnotwendig. Für Babys ist es wichtig, sie im Arm zu wiegen, wenn sie weinen, sie auf dem eigenen Bauch einschlafen zu lassen und oft zu streicheln. Wenn wir älter werden, verlieren wir ein klein wenig von diesem Bedürfnis, da wir aus gutem Grund nicht jeden Menschen an uns heranlassen. Wem du nah sein möchtest, entscheidest du selbst. Aber lasse die Menschen, deren Nähe du zulässt, so oft es geht nah bei dir sein. Nähe und Berührungen beruhigen, sorgen für Vertrautheit, senken den Blutdruck und den Puls, stärken das Immunsystem, wirken teilweise heilsam, senken Stress und können bei Kindern das Wachstum anregen. Formen der Berührung gibt es viele:

- Umarmungen
- Küsse auf den Mund
- Küsse auf die Wange/Stirn
- Händchen halten
- Streicheln über die Wange/den Arm
- nah nebeneinandersitzen
- intimer Körperkontakt
- ein Kind auf den Schoß nehmen
- auf dem Arm halten
- Hände schütteln
- Nasenstupser

Selbstverständlich übst du nicht jede Berührung mit jeder Person aus, die du magst und der du vertraust. Bekannten und Kollegen wirst du in erster Linie deine Hand geben und sie pro forma zur Begrüßung oder zum Abschied umarmen. Doch selbst diese scheinbar so kleine Berührung macht eine Menge aus. Du fühlst dich besser, weil du weißt, dass deine Kollegen und Bekannten dich mögen, dir gegenüber Respekt ausdrücken mit dem Händedruck und der Umarmung. In einem gesunden Umfeld arbeitest und bewegst du dich viel lieber und freier, als wenn du mit einem beklemmenden Gefühl deiner Kollegin gegenübersitzt oder versuchst, einem Nachbarn auszuweichen. Dein Kind wirst du höchstwahrscheinlich so oft es geht in den Arm nehmen, ihm über die Wange streicheln, es tätscheln, ihm Küsschen geben und beim Spazierengehen seine Hand halten. Berührungen mit deinem Partner sind ebenfalls sehr wichtig, um eure Beziehung zu stärken und Vertrautheit zu schaffen und zu halten. Es muss nicht immer in einer intimen Beziehung enden. Wenn wenig Zeit im Alltag bleibt, dann reichen Küsse zwischendurch aus, beim Besprechen wichtiger Dinge seine Hand zu halten oder ihm über den Arm zu streichen. Nehmt euch so oft es geht in den Arm, haltet euch fest und genießt diesen Moment.

Schlaft Arm in Arm ein und genießt auch diese wichtige Form der Nähe. Zu spüren, dass jemand da ist, dass du dich sicher fühlen kannst und nicht allein bist, das tut nicht nur deiner Seele, sondern auch deinem Körper gut. Du schläfst viel besser, dein Herz-Kreislauf-System arbeitet ruhig und du kannst loslassen. Wenn du deine Eltern besuchst oder sie dich bzw. euch, dann nimm sie zur Begrüßung und zum Abschied in den Arm. Gib ihnen einen Kuss auf die Wange und halte ihre Hände. Auch ältere Menschen brauchen Nähe und ganz besonders, wenn es deine Eltern sind. Zeig ihnen durch die kleinen Berührungen deine Wertschätzung ihnen gegenüber. Genieße die kleinen Momente mit deinen Eltern, die vielleicht in den letzten Jahren etwas seltener geworden sind, weil du nun eine eigene Familie hast und viel arbeiten musst. Nimm dir die Zeit für deine Eltern. Vergiss nicht: Sie haben dir als Kind ebenfalls ihre ganze freie Zeit gewidmet.

Nun möchte ich noch kurz auf ein Thema eingehen, was die Berührung betrifft, auf eine etwas andere Art und Weise. Wahrscheinlich wird es dir seltsam vorkommen, aber bei bewusstem Nachdenken wirst du schnell merken, was genau ich meine. Es geht um achtsame Berührung der Bekleidung. Kleidung wird für dich wie für die meisten von uns höchstwahrscheinlich in erster Linie nur etwas zum Anziehen sein. Der eine achtet bei der Kleidung mehr auf die Mode, die andere zieht sich gern sportlich an, einem ganz anderen ist Bekleidung wiederum völlig egal und er zieht an, was er möchte. Unbewusst jedoch bist du garantiert schon oft und lange achtsam mit deiner Kleidung. Beispielsweise beim Auswählen neuer Bekleidung im Geschäft: Du wirst ein bestimmtes Material bevorzugen, Lieblingsfarben haben und einen ganz eigenen Stil, dich zu kleiden. Das ist bereits Achtsamkeit. Du achtest auf diese ganzen Dinge bewusst. Wenn du kein Kunstleder magst, wirst du darauf achten, Jacken, Schuhe oder Taschen mit echtem Leder zu kaufen. Wenn du Hosen mit glattem Stoff bevorzugst, wirst du keine Cordhosen erwerben. Und wenn du allergisch auf Polyester reagierst, musst du besonders gut darauf achten, aus welchen Materialien der Pulli und das T-Shirt hergestellt sind. Es gibt eine weitere Möglichkeit, richtig bewusst auf das Tragen von Kleidung zu achten: Wie fühlt sich die Hose an, die du trägst? Wo liegt der Unterschied beim Tragen zwischen einer Jeans und einer Stoffhose? Fühlt sich eine enge Hose auf der Haut besser an als eine weite? Was passiert beim Tragen einer weiten Hose, wenn der Wind weht? Wie fühlt sich das auf deiner Haut an? Was empfindest du, wenn du eine Jacke über ein T-Shirt ziehst und eine Jacke über einen Sweater? Was empfindest du dabei an den Armen? Und um noch ein bisschen tiefer in die Materie zu gehen: Was empfindest du, wenn du einen „Lazy Day" machst, also zu Hause in Jogginghose und Schlabbershirt herumläufst und damit zum Mülleimer gehst im Gegensatz zur Stoffhose getragen mit einer Bluse? Es macht einen sehr großen Unterschied, wie du dich draußen in verschiedenen Looks fühlst. Nicht umsonst sollte man sich wohlfühlen in seinen Klamotten. Das ist ein Grund, weshalb Kinder sich so gern verkleiden. Sie schlüpfen innerhalb weniger Minuten in unterschiedliche Rollen und passen sich ihrer Verkleidung an. Beobachte mal, wenn sich dein Kind verkleidet. Dafür kannst du ihm einige aussortierte Sachen von dir geben, dein Kind gibt sich damit sehr zufrieden. Zieht es sich an wie ein Held, benimmt es sich heldenhaft. Zieht deine Tochter ein Kleid und Pumps von dir an, so wird es sich wie eine „feine Dame" benehmen. Genauso sollte es dir gehen, wenn du zu verschiedenen Anlässen einen jeweils anderen Style trägst. Achte beim nächsten Mal darauf, wie du dich mit sportlichen Sachen fühlst und am nächsten Tag mit einer eleganten Bekleidung. Und wie immer auch hier sehr wichtig: nichts bewerten. Einfach nur fühlen!

Achtsamkeit mit dem Partner

Wenn du einen Partner an deiner Seite hast, dann zunächst herzlichen Glückwunsch! Du zählst somit nicht zu den derzeit 20 Millionen Singles in Deutschland. Wenn du auch noch rundum glücklich mit ihm bist, gratuliere ich dir noch einmal. Dann gehört ihr beide zum Großteil der Partner, die miteinander glücklich sind. Damit das so bleibt, darfst du dich nicht nur auf Glück oder das Schicksal verlassen. Beziehung ist ständige Arbeit, aneinander, miteinander. Egal, wie glücklich ihr zusammen seid, dir wird sicher aufgefallen sein, dass am Anfang alles intensiver, aufregender, tiefer und bewusster war. Am Anfang einer Beziehung achtet man viel mehr auf die Bedürfnisse des Partners als nach drei Jahren. Klar, man möchte den anderen für sich gewinnen, auf sich aufmerksam machen und möglichst viel auf ihn eingehen. Frei nach dem Motto: Was dir schadet, schadet mir auch. Warum das nach einigen Monaten nachlässt, scheint mir ein Rätsel. Mögen wir nach einer gewissen Zeit unseren Partner weniger, sind uns seine Gefühle egal und konzentrieren wir uns lieber auf uns selbst? Die Antwort liegt auf der Hand: Nichts von dem trifft zu. Es ist einfach nur der Alltag, der unseren Blick auf die alltäglichen Dinge lenkt. Unser Partner ist selbstverständlich für uns geworden und wir meinen ihn sicher an unserer Seite zu wissen. Deswegen kümmern wir uns instinktiv weniger um seine Belange und mehr um unsere Arbeit, die Kinder, den Haushalt. Im Grunde eine ganz normale Entwicklung. Aber damit ihr euch nicht verliert, ist es wichtig, immer wieder den

Fokus auf deinen Mann bzw. Freund zu richten. Ihr seid zwar Eltern und geht eurem Beruf nach, aber ihr seid dennoch ein Paar! Und das wird seine Gründe haben. Du weißt, warum du dich vor gewisser Zeit bewusst für deinen Partner entschieden hast. Und dein Partner weiß das auch. Aber ihr habt das in einer Schublade abgelegt und öffnet sie nur selten – eben, weil der Alltag eine Menge von euch verlangt. Wenn ihr euch liebt, ist es im Grunde einfach, achtsam miteinander zu sein. Schließlich kennt ihr euch in auswendig und wisst, was der andere mag und was nicht. Wenn ihr in verschiedenen Wohnungen wohnt, dann erlebt ihr bei jeder einzelnen Begegnung etwas Neues und Aufregendes. Ihr entdeckt euch bei jedem Treffen neu, da zum einen kein Mensch jeden Tag die gleiche Laune hat und bei jeder Unternehmung, die ihr macht, neue Seiten am anderen entdeckt werden. Sei achtsam bei jeder Kleinigkeit, die du an deinem Partner entdeckst. Und sei es nur das kleine Grübchen auf der linken Wange beim Lächeln oder die Art, wie er Spaghetti isst. Alles, über das du dich freust, speichere als Erinnerung und in Abständen darfst du deinem Liebsten ruhig sagen, dass du das, was er gerade macht, besonders liebst. Achtsamkeit in der Beziehung bedeutet aber auch, dem anderen zu sagen, wenn er etwas tut, was man selber nicht gern mag. Aber nicht einfach auf den Tisch donnern, sondern behutsam, mit Feingefühl und achtsam darauf hinweisen. Schließlich soll kein Streit entfachen wegen mehr oder weniger Kleinigkeiten. Ist es etwas, dass dein Liebster ändern kann, frage ihn, ob er bereit dazu ist. Im Gegenzug kannst du etwas ändern, was er an dir nicht mag. Ist es aber ein bestimmter Charakterzug oder die Art, wie er sich kleidet, solltest du dir die Zeit nehmen und bewusst überlegen, ob du damit dauerhaft leben kannst. Denn die eigene Persönlichkeit kann niemand ändern – und sollte auch niemand ändern. Das wäre eine Wesensveränderung und der Mensch wäre plötzlich ein ganz anderer und hätte sich selbst verloren. Frage dich, ob du ebenfalls irgendwelche Macken hast, die ihm an dir nicht gefallen könnten und trotzdem bei dir bleibt und dich so nimmt, wie du bist. Manche Dinge kann man getrost hinnehmen und darüber hinwegschauen. Wie zum Beispiel die Eigenart, ständig den Toilettendeckel oben zu lassen oder die Angewohnheit, mit Hausschuhen zum Müll zu gehen. Ein geöffneter Toilettendeckel ist wahrlich kein Grund für einen Streit. Klapp ihn einfach selbst herunter oder – noch einfacher – lass ihn oben. Es ist ohnehin unhygienisch, ständig an den Deckel zu fassen. Es sind eben die Ticks deines Partners, und du hast dich für ihn entschieden, weil er so ist, wie er ist. Denk immer daran und führe dir vor Augen, dass ein Mensch erst durch seine Ticks liebenswert wird.

Du und dein Partner, ihr hattet vor eurem Kennenlernen ein eigenes Leben. In diesem Leben habt ihr beide unabhängig voneinander viel erlebt, gelernt, euch entwickelt zu dem, was ihr heute seid. Akzeptiert eure eigenen Erfahrungen und Sichtweisen, lasst sie positiv in eure Beziehung einfließen. Ergänzt euch gegenseitig durch euer Wissen, betrachtet eure Erfahrungen und das Wissen nicht als Rivalität. Helft euch durch eure Erfahrungen und bestimmte Sichtweisen. Schon oft haben andere Perspektiven das gemeinsame Leben erhellt und damit Wege aufgezeigt, wie Paare harmonischer miteinander leben können. Arbeitet dein Partner zum Beispiel in einem Krankenhaus und er weiß nicht, wie er mit einem „störrischen“ Patienten umgehen soll, so zeige ihm aus deiner Erfahrung als Lehrerin, wie du das Problem psychologisch angehen würdest. Wenn du aus physiologischen Gründen keine schweren Getränkekästen tragen kannst, besorgst du die neue Bepflanzung des Gartens. Findet Kompromisse und vor allem: Redet miteinander! Viele Paare haben sich im Laufe der Jahrzehnte aufgrund von Missverständnissen getrennt, die aus der Welt geschaffen worden wären, hätten sie miteinander geredet. Oft sind es Kleinigkeiten, die wir schlucken, um keinen Ärger zu verursachen. Aber diese Kleinigkeiten werden immer mehr und irgendwann sind sie so viel geworden und liegen so schwer im Magen, dass es eines Tages plötzlich aus einem herausplatzt und ein großer Streit entsteht. Das muss nicht sein. Deswegen redet sofort miteinander, wenn einem von euch etwas auf dem Herzen liegt, schließlich liebt ihr euch. Wählt die Worte bewusst, nicht nur bei Problemen. Redet respektvoll miteinander, in jeder Situation. Schenke deinem Partner ein lächelndes „Guten Morgen“ und kein gemurmeltes „Morgen“. Wünsche ihm zum Abschied einen schönen Tag und sage nicht wie immer „Bis später“ oder „Bis heute Abend“. Sage zu ihm, dass er vorsichtig fahren soll, dass er auf sich aufpassen soll. All dies sind achtsame Sätze, die zudem deinem Partner zeigen, dass er dir viel bedeutet und du ihn liebst.

Achtsam sein in einer Partnerschaft heißt auch, mal wieder am Wochenende den Frühstückstisch liebevoll zu decken, im Bett zu frühstücken (Kinder lieben es, mit ihren Eltern im Bett zu frühstücken), den anderen zum Frühstück einzuladen, den Jahrestag nicht zu vergessen und schon gar nicht den Geburtstag. Ihr müsst euch nichts Materielles schenken. Überlege, mit was du deinem Liebsten eine ganz besondere Freude machen kannst.

Und schon bist du wieder bewusst achtsam, weil du dir deinen Partner mit seinen Vorlieben und Neigungen vorstellst, um ihm einen tollen Tag zu schenken. Das kann ein selbst gekochtes Drei-Gänge-Menü sein, ein romantischer Spaziergang im Park (wenn die Großeltern oder Freunde auf den Nachwuchs aufpassen), dass du ihm endlich wie bereits vor Wochen versprochen seinen Mantel oder die Hose nähst oder du schreibst deinem Herzblatt einen Liebesbrief. Klingt kitschig, ist es aber nicht. Schließlich sind wir alle älter, reifer und weiser geworden und wissen gekonnt mit Worten umzugehen. Und so ein Liebesbrief will achtsam geschrieben werden. Es müssen keine 10 DIN-A3-Seiten werden, aber sie sollten von Herzen kommen und die Worte innig geschrieben sein. Schreibe, was dein Herz dir sagt. Lasse ein paar schöne Erinnerungen in den Brief einfließen, erinnere ihn bzw. sie an euer erstes Treffen, die Hochzeit oder die Geburt eures Kindes bzw. eurer Kinder. Du musst noch nicht einmal schreiben, dass du ihn liebst. Es geht treffender mit umschreibenden Worten wie dass du unheimlich glücklich mit ihm bist, dass du ohne ihn nicht mehr leben magst oder dass er dir seit eurem Zusammensein jeden einzelnen deiner Tage verschönert. Er wird sich auf jeden Fall sehr darüber freuen.

Achtsamkeit bedeutet ebenfalls, dass du weißt, was gerade bei seiner Arbeit passiert, mit wem er regelmäßig joggen geht und wann du ihm wie helfen kannst. Diese Aufmerksam- und Achtsamkeit spürt dein Partner und es lässt euch stärker zusammenwachsen. Oft wissen Partner, was der andere denkt oder fühlt. Manchmal wissen wir ganz genau, was der andere uns sagen möchte und liegen damit goldrichtig, wenn er es dann ausgesprochen hat. Gegenseitige Wahrnehmung ist, gleichzeitig achtsam in der Beziehung leben. Ist dein Partner nach der Arbeit angespannt, nimmst du das wahr und versuchst automatisch seine Laune zu bessern. Dafür reicht schon eine Nackenmassage oder du machst ihm ungefragt einen Kaffee oder sein Lieblingsgetränk. Einfach anlächeln und die Welt sieht besser aus. Nur so seid und bleibt ihr im Kontakt miteinander. Das ist wichtig für eine funktionierende Partnerschaft. Wenn du Rückhalt spürst und Geborgenheit, dann fühlst du dich rundum wohl und bist auch bereit, ihm den Rücken zu stärken. Fragt euch zwischendurch immer mal, ob alles in Ordnung ist, ob der andere etwas braucht oder möchte. Ein alter chinesischer Spruch besagt, dass Achtsamkeit in einer Partnerschaft zu pflegen und zu lernen bedeutet, dass man herausfindet, was dem anderen und einem selber wichtig ist und dabei nicht zu bewerten. Das ist die hohe Kunst auf lange Zeit betrachtet. Nicht bewerten. In einer Partnerschaft mag das schwerer fallen als in der Natur, bei Gegenständen oder in der Eltern-Kind-Beziehung. Doch es ist möglich. Eine Partnerschaft braucht ein festes Fundament, auf dem ihr Respekt, Achtsamkeit und Liebe Stück für Stück aufbauen könnt, damit ein robustes, liebevolles Haus daraus entsteht. Empathie hilft zu einem großen Teil, um in einer gut funktionierenden Partnerschaft zu leben. Sich bei verschiedenen Situationen in den anderen hineinzuversetzen, seine Bedürfnisse und Wünsche zu erahnen, das ist Achtsamkeit im Umgang miteinander. Nur wer versucht, den anderen zu verstehen, reicht ihm die Hand.

Daher sind kurze Auszeiten – und wenn sie wirklich nur eine halbe oder eine Stunde dauern – überlebenswichtig für eine Beziehung. Nehmt euch diese paar Minuten nur für euch ganz allein und bewusst. Genießt die Zeit zu zweit. Seid mit allen

Sinnen bei eurem Partner und schenkt ihm Aufmerksamkeit und bewusst deine Zeit. Zeit ist rar, sie vergeht in jeder Sekunde und kommt nicht zurück. Deswegen ist das kostbarste Geschenk, das wir einem anderen geben können, die Zeit. Wir „opfern" dem anderen wertvolle Zeit aus unserem einzigen Leben, um mit ihm glücklich zu sein. Sei dir ständig bewusst, egal, was du machst, dass das Leben vergänglich ist. Achtsamkeit kann nur in der Gegenwart ruhen, im HIER UND JETZT, in einer Sekunde ist dieser Moment schon wieder vorbei. Wenn ihr im Augenblick lebt, ist die Welt voller Farben und außerordentlich lebendig. Nehmt die Tage, wie sie kommen, und macht das beste raus – zusammen.

Achtsamkeit in der Partnerschaft heißt ebenfalls, deinem Partner anzubieten, dass du euer Kind vom Sport abholst, obwohl er heute dran ist. Sein Chef macht ihm aber einen Strich durch die Rechnung und möchte, dass er den Auftrag noch vor Feierabend zu Ende bringt. Damit sich dein Partner nicht abhetzen muss und euer Kind womöglich einige Minuten warten, übernimm du doch einfach die Aufgabe. Falls du noch einkaufen musst, nimm dein Kind hinterher mit, macht eine Achtsamkeitsübung daraus oder hol es zu Fuß ab, damit es einen tollen Abenteuerspaziergang gibt. Betrachte gegebene Dinge stets von allen Seiten und suche dir die beste für alle Beteiligten aus. Im Gegenzug ist dein Partner bestimmt bereit, für diesen Tag das Zubettgehen zu übernehmen und die Gute-Nacht-Geschichte vorzulesen, da er euer Kind etwas später sieht als eigentlich vereinbart. So habt ihr alle etwas von dieser unerwarteten Situation. Wenn ihr solche nicht vorhersehbaren Situationen mit Bedacht und Achtsamkeit meistert, wisst ihr beide, dass ihr euch aufeinander verlassen könnt. Das Vertrauen zwischen euch wächst. Es gibt kaum ein schöneres Gefühl in einer Beziehung, als zu wissen, dass man sich auf den anderen zu 100 Prozent verlassen kann. Seid stets präsent und aufmerksam, denn so meistert ihr automatisch jede noch so kritische Situation meisterhaft. Wer weiß, dass man sich auf den anderen verlassen kann, geht auch durch schlechte Zeiten mit dem Partner.

Wer in einer Beziehung nicht präsent und aufmerksam ist, fällt sehr schnell in alte Muster zurück, wir werden Ich-bezogen und bekommen die Wünsche und Bedürfnisse des anderen nicht mehr mit. Man hat das Gefühl, der Partner verändert sich ständig, während man selber auf der gleichen Stelle stehenbleibt. Das führt zu Frustration und Vorwürfen, die alles andere als achtsam sind. Dieses Verhalten wirft automatisch Fragen auf. Da du ja nichts mehr mitbekommst vom anderen, wirst du dich (und vor allem ihn) fragen, seit wann er ein anderes After Shave benutzt oder seit wann er morgens lieber schwarzen Tee statt Kaffee trinkt. Das wiederum führt zu schrägen und falschen Denkmustern bei dir, das Gedankenkarussell fängt an, sich zu drehen und die Katastrophe steht vor der Tür. Im schlimmsten Fall kommt es zu einer Trennung. Was die Partner mit reden, reden, reden aus der Welt geschafft hätten, spitzt sich zu, wenn beide in ihrer eigenen Welt leben. Anstatt den anderen zu fragen, macht man sich Gedanken und schafft sich eine Scheinwelt, in der der Partner bald keine Rolle mehr spielt, da er sich vermeintlich sowieso nicht mehr für seine Partnerin interessiert. Das ist ein häufiger Grund, weshalb viele Beziehungen scheitern. Dabei ist es gar nicht schwer, miteinander achtsam zu sein, besonders wenn man sich liebt.

Indem wir achtsam mit dem Partner umgehen, wird uns bewusst, dass unsere Gefühle nur im Geist entstehen und nicht auf die Wirklichkeit übertragen werden können. Neue Reize und regelmäßige Abwechslungen sorgen für eine stabile Beziehung und dafür, dass Romantik, Zusammenhalt und Geborgenheit nicht auf der Strecke bleiben. Dazu gehört auch, den Familien- und Beziehungsalltag zwischendurch zu entschleunigen. Wenn ihr zum Beispiel zu einer Ausstellung fahren wollt oder zusammen als Familie zum Zirkus, dann fahrt nicht einfach schnell dahin und besprecht kommende Arbeiten oder Ereignisse. Fahrt bewusst und langsam, genießt jede Minute im Auto. Unterhaltet euch über das bevorstehende Erlebnis, schaut aus dem Fenster und erzählt euch, was ihr seht. Singt ein Lied oder spielt ein Spiel. Im Auto macht „Ich sehe was, was du nicht siehst" sehr viel Spaß und die Fahrt verläuft lustiger und viel achtsamer. Achtsam in der Partnerschaft sein kann täglich in der Küche oder dem Wohnzimmer geübt werden. Unter anderem wenn du das Radio abstellst, während ihr miteinander redet oder das Handy beim gemeinsamen Restaurantbesuch in der Handtasche, oder noch besser, zu Hause lässt. So lenkst du deine Aufmerksamkeit bewusst auf deinen Partner und Ablenkung ist kein Thema. Achte auf jedes Wort, was dein Partner dir erzählt. Höre nicht halbherzig zu. Falls du keine Zeit hast, um dich dem Partner zu widmen, dann sag ihm das und vereinbart einen anderen Zeitpunkt, an dem du viel Zeit dafür hast, was er dir sagen möchte.

Da du weißt, dass dein Partner immer zu dir stehen wird und deine Gefühle nur im Kopf existieren, bekommst du unheimlich großen Abstand zu negativen Gefühlen wie Eifersucht,

Neid, Schmerz oder Kränkung. Natürlich bist du kein kalter, gefühlloser Mensch durch Achtsamkeit geworden, aber dir macht es viel weniger aus und du kannst viel besser damit umgehen. Das minimiert unnötige Streitigkeiten und lässt dich besser fühlen und sorgenfreier durchs Leben gehen. Du akzeptierst, dass diese negativen Gefühle zum Leben gehören, deswegen sind sie keine Feinde mehr. Durch den größeren Zusammenhalt verliert dein egoistisches ICH immer mehr an Bedeutung und das WIR wird größer. Verständnis wird zur Selbstverständlichkeit, Kompromisse werden eingegangen und Streitigkeiten weggeredet. Das ist ein Ziel einer jeden Beziehung und durch Achtsamkeit wird es so einfach, liebe- und respektvoll miteinander zu leben. Durch Achtsamkeit erlernst du automatisch emotionale Intelligenz, also dich in die Gefühle und Bedürfnisse des anderen hineinzuversetzen und du kannst adäquat darauf reagieren. Jeder Moment mit deinem Partner ist ein Moment voller Glück, Zufriedenheit und Liebe, du bist nicht allein. Wenn das mal nicht ein Grund ist, Achtsamkeit in deinem Leben zu etablieren!

Achtsamkeit beim Sport

Sport treiben wir in erster Linie, damit es unserem Körper gut geht, wir dabei abnehmen und gesund bleiben. Selbstverständlich wirst du, egal, welche Sportart du ausübst, bewusst auf die jeweiligen Techniken und Ausführungen achten. Aber hast du während des Sports schon einmal bewusst auf deinen Atem und die Bewegungen geachtet? Das geht nahezu bei jeder Sportart und nicht nur bei Yoga und Pilates. Wenn es dir innerlich nicht gut geht, du gereizt bist oder schlechte Laune hast, dann powerst du dich aus und brauchst (und kannst) natürlich nicht achtsam sein. Das würde das Ziel, alles schlechte weg zu trainieren, stark verfehlen. Aber bei jedem „herkömmlichen“ Training kannst und darfst du achtsam auf jede Bewegung achten und wenn es dir möglich ist, auch auf deine Umgebung. Spannend ist, wenn du jedes Mal vor dem Sport bewusste und tiefe Atemzüge machst, dich dabei auf deinen Atem konzentrierst und darauf, wie dein Brustkorb sich bei jedem Atemzug dehnt und wieder in die Ausgangsposition zurückkehrt. Spüre die Luft, die durch deinen Körper dringt, und bereite dich innerlich auf dein Training vor. Mit dieser Übung merkst du zudem, wo genau in oder an deinem Körper du verspannt bist und nicht frei hineinatmen kannst. Für diese Stellen kannst du in deinem Training extra Übungen einbauen oder verstärkt in diesen Bereichen arbeiten. Sind zum Beispiel deine Oberschenkel verspannt oder fühlen sich schlapp an, läufst du eine extra Runde durch den Park oder machst zehn Squats mehr. Schmerzen deine Schultern, integriere sie beim Joggen, indem du die Arme verstärkt mitnimmst oder zwischendurch die Arme hochnimmst und wieder runter. Das trainiert nebenbei deine Schultermuskeln zusätzlich und gestaltet das Lauftraining abwechslungsreicher. Lenke die Aufmerksamkeit vor dem Sport ca. eine bis zwei Minuten auf den Atem und deine Gelenke. Dann kannst du mit deinem Training beginnen. Wie kannst du nun deinen Atem und die Bewegungen bewusst kontrollieren während des Trainings? Beim Joggen beispielsweise solltest du sowieso eine gute Atemtechnik haben, da du ansonsten Seitenstechen bekommst, und dir geht schneller die Puste aus. Wende nun deine Atemtechnik bewusster an, indem du noch tiefer einatmest als sonst, und zwar durch die Nase und atme durch den Mund wieder bewusst aus. Passe die bewusste Atmung deiner Technik an. Tiefes, bewusstes Atmen, gerade beim Sport, gibt enorm viel Energie und Kraft. Wenn du Yoga betreibst, dann muss ich dir sicher nicht sagen, dass eine flüssige Atmung mit den Asanas unerlässlich ist. Aber auch hier kannst du noch tiefer und bewusster in deinen Körper atmen und wieder ausatmen. Das funktioniert im Flow als auch bei einzelnen Übungen und gerade in der letzten Entspannungsübung Savasana. Trainierst du mit Hanteln oder an Geräten, kannst du ebenfalls bewusster auf deine Atmung achten, wenn du deine Muskeln an- und wieder entspannst. Eine gleichmäßige Sauerstoffzufuhr ist beim Gewichtstraining genauso wichtig wie beim Tennis oder bei der Gymnastik. Machst du Aerobic- oder Tabatakurse im Fitnessstudio, so kannst du während der Übungen auch bewusst auf deine Atemtechnik achten. Bei bestimmten Übungen hast du die Möglichkeit, beim Heruntergehen auszuatmen, beim Hochkommen wieder einzuatmen. Oder wenn du deinen Oberkörper zu den verschiedenen Seiten drehst, ist eine korrekte, bewusste Atmung ratsam. Nicht zuletzt beim Bauch-Beine-Po-Training ist bewusste Atmung vorteilhaft, da durch die bewusste Atmung deine Bauchmuskeln und dein Beckenboden verstärkt trainiert werden können.

Achtsam Sport treiben ist jedoch nicht nur die richtige und bewusste Atmung, auch der Fokus auf bestimmte Muskeln, die du mit deiner Sportart trainieren möchtest, ist Achtsamkeit beim Sport. Fokussiere dich auf die Beinmuskeln beim Joggen, die Körpermitte beim Coretraining, die Bauchmuskeln beim Bauchtraining, die gesamten Rückenmuskeln beim Rückentraining und Schultern/ Trizeps/ Bizeps/ Rücken/ Beine/ Bauch beim Kraftsport. Du wirst nach einiger Zeit merken, dass du diese bestimmten Regionen deutlicher spürst und besser trainieren kannst. Das liegt daran, dass dein Körper eins ist, und allein mit Gedankenkraft kann der Mensch viel bewirken. Die jeweiligen Körperpartien werden auf den Sport vorbereitet und so fällt dir der Sport leichter. Empfinde es nicht als Qual, wenn deine Muskeln zu brennen anfangen. Sei dabei in Gedanken, freue dich, dass du nun Fett und Kalorien verbrennst, dass dein Körper so positiv auf Sport reagiert. Bedanke dich innerlich bei den Muskeln, dass sie dir helfen, abzunehmen und fit zu bleiben. Spüre, wenn bestimmte Körperpartien warm werden. Welche Partien erwärmen sich während des Sports, welche spannen sich an, welche tun weh? Spüre, wie du anfängst zu schwitzen. Wo schwitzt du überall? An welcher Stelle des Trainings fängst du an, schneller zu atmen, wann wird es anstrengend? Wann überschreitest du deine Grenzen, was passiert mit den restlichen Körperpartien? Merkst du, wie dein Herz schneller pumpt? Fällt dir der Sport nach einiger Zeit leichter, weil du warm geworden bist? Fühlen sich die Muskeln und Gelenke während des Trainings besser und geschmeidiger an als vorher? Wirst du kurz vor Ende müde oder einfach nur kaputt? Oder passiert genau das Gegenteil und du bekommst ungeheure Energie und bist nach dem Training richtig kraftvoll? Wie fühlst du dich während des Trainings? An welchen Stellen macht es dir am meisten Freude, wann ärgerst du dich, weil du meinst, du musst gleich aufgeben? Bist du stolz auf dich, wenn du Grenzen übersteigst? Bist du überhaupt stolz nach einem absolvierten Training? Oder ist es für dich selbstverständlich und du erwartest ein gutes Training von dir selbst? Wie gehst du damit um, wenn du dein Training abkürzen musst, weil dein Körper dir sagt, dass du nicht mehr kannst und aufhören solltest? Spornt es dich an, beim nächsten Mal mehr zu geben? Was ist mit Schmerzen während des Trainings? Ignorierst du sie oder nimmst du sie an? Wichtig ist, dass du jedes einzelne Gefühl beim Sport annimmst, lass sie da sein, lass es laufen. Bewerte nicht, fühle einfach nur und sei nach dem Training glücklich. Das alles sind Dinge, die dir helfen, Achtsamkeit während des Sports zu üben. Nach dem Sport fühle erneut in dich hinein. Was fühlt sich jetzt anders an als vorher? Sind deine Muskeln und Gelenke entspannter oder sind sie jetzt erst recht angespannt? Welche genau? Wie fit fühlst du dich selber nach dem Sport? Atme wieder bewusst in deinen Bauch ein und aus. Ist es dasselbe Gefühl wie vor dem Training? Was ist anders? Lässt du die Trainingsabfolge, wie sie ist oder möchtest du etwas ändern? Hast du diesbezüglich während des Trainings etwas gespürt? Wie ist dein allgemeines Körpergefühl vor, während und nach dem Training? Wie ist es, wenn du dein Training mal lockerer, mal intensiver und normal angehst? Welche Unterschiede merkst du? Ich könnte noch lange so weitermachen, denn Fragen zur Achtsamkeit gegenüber seinem eigenen Körper beim Sport gibt es unzählige. Ich bin mir sicher, du weißt jetzt, worauf es beim achtsamen Sport ankommt. Und übrigens: Hast du mal überhaupt gar keine Lust auf Sport, weil du dich schlapp fühlst, zu müde oder dir der neue Roman wirklich wichtiger sind, dann mach es! Lies, lege dich bewusst auf das Sofa und sei für eine halbe Stunde achtsam im Nichtstun oder schnapp dir dein Kind und höre mit ihm gemeinsam ein Hörspiel. Du darfst auch mal nein zum Sport sagen. Es wird guttun. Aber lass es nicht zur Gewohnheit werden. Wenn dein Körper eine Pause braucht, dann wird er dir das sagen. Höre gut hin, dich gibt es nur einmal!

Achtsam während der Arbeit

Dieses Thema werde ich nur in seinen Grundzügen mit dir durchgehen. Schließlich gibt es unzählige Arbeitsplätze und Berufe und ich weiß nicht genau, welchen du gelernt hast oder gerade ausführst. Zudem ist es nicht in jedem Beruf möglich, bewusst Achtsamkeit zu üben, weil es die Gefahrenlage nicht zulässt, du von zu vielen Kollegen umgeben bist oder ständig dein Telefon klingelt. Hauptsächlich geht es mir um den Weg zur Arbeit, die Pause und den Rückweg. Denn auf dem Rückweg wird deine Stimmung anders sein als morgens auf dem Weg zur Arbeit und deine körperliche Verfassung ist ganz sicher um 16 Uhr (oder 12 Uhr) nicht die gleiche wie um 7 Uhr morgens nach dem Aufstehen. Da du auf deiner Arbeit und an deinem Arbeitsplatz bereits deine volle Konzentration benötigst, ist es wichtig, zumindest in der Pause abzuschalten. Den Hinweg kannst du nutzen, um durch Achtsamkeit zusätzliche Kraft und Energie zu schöpfen. Der achtsame Rückweg hilft dir bei der Erholung. Ich versuche, dir in dieser Richtung wertvolle Tipps zu geben, die du ganz leicht umsetzen kannst.

Beginnen wir mit dem Hinweg zur Arbeit. Fährst du mit dem Auto, dann denke positiv. Bevor du in dein Auto steigst, hole tief Luft, konzentriere dich kurz auf deinen Atem und steige dann mit einem Lächeln ein. Denke nicht, wie viele Aufgaben dich heute erwarten oder ob der Chef heute gute Laune hat. Wenn er sie nicht hat, dann wird er sie wegen dir nicht ändern und die vielen Aufgaben werden tatsächlich nur mit deiner Hilfe abgearbeitet. Dinge, die du nicht ändern kannst, solltest du wertfrei akzeptieren. Du kannst sie aber schön denken und kannst sie zu einem Teil von dir werden lassen, denn schließlich hast du dir deine Arbeit ausgesucht und sie gehört zu dir. Es ist dein Beruf. Deswegen denke mit einem Lächeln an den heutigen Tag. Denke an all die Tätigkeiten, die du gut kannst, für die du schon gelobt wurdest und dir einfach von der Hand gehen. Das andere bekommst du auch noch hin. Mit diesen positiven Gedanken fährst du zur Arbeit. Wenn du dann ankommst, sind deine Gedanken viel weniger negativ behaftet und du begrüßt deine Kollegen mit einem Lächeln und wünscht euch einen gelungenen Arbeitstag. Damit steckst du zusätzlich deine Kollegen an und du fühlst dich innerlich frei. Natürlich, 8 Stunden (oder 4, wenn du aufgrund deiner Mutterschaft nur Teilzeit arbeiten kannst oder magst) auf einen Bildschirm zu starren, permanent den Telefonhörer in der Hand halten oder eine ganze Schicht lang sich mit nervigen unzufriedenen Kunden herumschlagen zu müssen, sind anstrengend und machen ganz sicher keinen großen Spaß. Aber du kannst den Spieß umdrehen, du kannst dir zumindest teilweise deine Arbeitswelt so gestalten, wie sie dir gefällt, damit du besser arbeiten kannst. Wenn du im Verkauf arbeitest, dann weißt du mit der Zeit, welche Kunden ständig schlecht gelaunt sind und sich öfter beschweren. Begegne ihnen mit Freundlichkeit, auch wenn es dir am Anfang schwerfällt. Das funktioniert im Übrigen auch mit übellaunigen Nachbarn und ständig genervten Müttern im Kindergarten oder der Schule. Lächle sie an, wünsche ihnen einen schönen Morgen/ Tag/ Abend und warte ab, was passiert. Die ersten Tage werden sie sich bestimmt noch so griesgrämig verhalten wie vorher. Aber mit der Zeit werden sie merken, dass du es meinst und wirst ein Lächeln oder ein Grüßen zurückbekommen. Und wenn es nur gemurmelte Grüße sind, du hast gewonnen! Die Kunden haben auf dein positives Verhalten reagiert. Wir kennen deren Geschichte nicht, deswegen immer freundlich sein. Vielleicht sind sie aus irgendeinem familiären Grund verbittert, vielleicht besucht sie schon lange niemand mehr und sie sind einfach nur verschlossen. Das hat eine Menge mit Achtsamkeit zu tun, weil du dich automatisch in die Situation deiner Kunden oder Nachbarn und anderer Mütter versetzt und versuchst, ihr Verhalten zu verstehen. Arbeitest du im Büro, kannst du dir kleine Wohlfühloasen schaffen. Selbst wenn nicht viel Zeit bleibt, ein Bild von deinen Kindern, vielleicht sogar vom Urlaub, Duftstäbchen, dein Lieblingsgetränk im Thermobecher oder der Thermoskanne oder klein geschnittenes Obst und Gemüse für zwischendurch können deinen Büroalltag ungemein verschönern. Es gibt unzählige Möglichkeiten deinen Arbeitsalltag zu erleichtern, du musst nur bewusst überlegen, was genau du an deinem Arbeitsplatz integrieren kannst oder wie du dich verhalten kannst, damit dein Arbeitstag möglichst stressfrei verläuft. Wenn du es dann geschafft hast, dir deinen Arbeitsalltag angenehmer zu gestalten, wirst du nach Feierabend wesentlich entspannter und ruhiger sein als vorher. Gerade wenn du fast durchgehend sitzt oder stehst, ist in der Pause wichtig, dich zu ein wenig zu bewegen. Wenn es bei deiner Arbeit möglich ist, gehe in der Pause raus. Vertrete dir kurz die Beine, atme bewusst mindestens fünf Minuten tief ein und aus. Vielleicht kannst du deinem Partner eine liebe Nachricht schreiben oder einer Freundin, trinke einen großen Schluck, iss eine Kleinigkeit. Wenn du in der Kantine isst, versuche, auf leichte Kost umzusteigen. Schwer verdauliche Speisen wie Currywurst und Pommes liegen lange im Magen und führen zu Unkonzentriertheit,

Müdigkeit und daraus resultierender Lustlosigkeit. Nimm einen Salat mit Hähnchenbruststreifen, iss eine deftige Suppe oder probiere den Fisch. Vitamine und Nährstoffe helfen deiner Konzentration und geben dir Energie. Du kannst dir auch Studentenfutter mit zur Arbeit nehmen. Nüsse liefern wertvolle Nährstoffe und steigern deine Gehirnleistung. Streck dich, atme stets bewusst dabei, schließe deine Augen und genieße die Pause. Wenn du dich mit deinen Kollegen unterhältst, dann bitte nicht über die Arbeit. Sprecht über eure Familien, die Freizeit und meinetwegen über die neuesten Themen der Politik. Die Pause solltest du als freie Zeit von der Arbeit nutzen, um den Kopf für ein paar Minuten freizubekommen. Dann fühlst du dich besser und kannst lockerer und konzentriert an deine Arbeit zurückgehen. Und noch ein Tipp zur Achtsamkeit bei der Arbeit: Wenn du merkst, das Ärger oder Missverständnisse in der Luft liegen (und das kannst du spüren, wenn du regelmäßig bewusst und achtsam durchs Leben gehst) scheue dich nicht, die betreffenden Kollegen anzusprechen. Schon oft hat ein ruhiges, klärendes Gespräch zu einer friedlichen, für alle zufriedenstellenden Lösung geführt. Das fördert außerdem die positive Stimmung unter den Kollegen.

KAPITEL 3

In diesem Kapitel zeige ich dir, wie du dich und deine Familie achtsam und bewusst ernähren kannst. Das ist nicht nur in Zeiten einer Diät sehr nützlich, sondern generell. Dein Körper profitiert von einem großen Angebot an Vitaminen, Nährstoffen, Mineralstoffen und bleibt dadurch fitter und gesünder. Dann möchte ich dir noch einige Achtsamkeitsübungen für deinen Alltag als Mama zeigen, die du meditierend (auch als Anfänger) ausführen kannst. Dabei spielt es keine Rolle, ob du sie zu Hause, im Garten oder beim Einkaufen ausübst. Niemand wird merken, dass du meditierst! Deine Kinder darfst du selbstverständlich mit einbeziehen. Ganz zum Schluss wird es um das Thema Dankbarkeit gehen. Dankbarkeit ist viel enger mit Achtsamkeit verbunden, als du vielleicht denkst. Denn nur wer achtsam durch das Leben geht, kann Dankbarkeit empfinden. In Verbindung mit der Dankbarkeit ist es für viele Mütter hilfreich, wenn sie ein Tagebuch führen. Aber dazu später mehr. Nun viel Spaß und Inspiration mit dem dritten Teil!

Achtsame Ernährung

Beginnen wir dem wichtigsten Teil unseres Lebens, der Nahrung. Ohne sie würden wir keine Woche überstehen, schon gar nicht ohne Flüssigkeit. Ohne Nahrung können sich Kinder nicht richtig entwickeln, es entstehen Defizite und ohne

Essen werden wir eher früher als später krank, oft sogar lebensbedrohlich. Das können wir leider sehr gut an den Menschen beobachten, die an Bulimie und Magersucht erkrankt sind. Die Nahrungsaufnahme zu verweigern ist gegen die Natur. Wissenschaftler haben herausgefunden, dass ein Mensch etwa 60 Tage ohne Essen auskommen kann, ohne Trinken ist es maximal eine Woche. Das hängt jedoch von der jeweiligen Kondition des einzelnen Menschen sowie den äußeren Gegebenheiten und eventuellen Vorerkrankungen ab. Ausprobieren sollte das niemand! Schon unsere Vorfahren, die Neandertaler, sind, ohne darüber nachzudenken und ohne Wissen über die lebenswichtigen Vorgänge im Körper auf die Jagd nach Fleisch gegangen und haben fleißig Pflanzen und Beeren gesammelt. Bereits sie wussten, dass man sich nicht nur allein von Fleisch ernähren kann. Eine abwechslungsreiche Kost besteht aus Obst, Gemüse, Vollkornprodukten und nur wenig Fleisch. Dabei gilt laut Bundesregierung die Faustregel: 3 Portionen Gemüse pro Tag, zwei Portionen Obst am Tag, täglich eine Ergänzung von Milch- und Milchprodukten, zweimal die Woche Fisch und maximal 600 Gramm Fleisch pro Woche. Und an diesem Punkt beginnt die Achtsamkeit. Zunächst gilt es, deinen bzw. euren Speiseplan genau zu überprüfen. Natürlich müsst ihr nicht komplett auf Süßigkeiten und Speisen mit etwas Fett verzichten. Ganz im Gegenteil. Fett ist, wenn es das richtige ist (ungesättigte Fettsäuren), wichtig für deinen Körper. Es hilft, Gewicht zu verlieren, ist leicht verdaulich, hilft deinem Körper, die fettlöslichen Vitamine aufzunehmen (A, D, E, K) und hat eine positive Wirkung auf deinen Cholesterinspiegel. Du solltest darauf achten, mehr pflanzliche als tierische Fette zu dir zu nehmen, da sie überwiegend gesättigt (schlecht) sind.

Gesättigte Fettsäuren erhöhen den Cholesteringehalt im Blut, es kann zu Ablagerungen in den Blutgefäßen führen und somit zu Arterienverkalkung und Herz-Kreislauf-Erkrankungen. Gesundes Fett findest du in nahezu allen Gemüsesorten, Nüssen, Pflanzenölen, Fischen wie Hering, Lachs oder Sardine, Obst, Leinsamen und Sonnenblumenkernen. Mit Zucker verhält es sich genauso. In Maßen verzehrt und mit genügend Bewegung darfst du reinen Gewissens hin und wieder ein Stück Kuchen, einen Riegel Schokolade oder eine Handvoll Weingummi genießen. Laut der Weltgesundheitsorganisation WHO ist der Verzehr von maximal 25 Gramm Zucker aus verarbeiteten Lebensmitteln empfehlenswert. Bei dieser Berechnung solltest du ebenfalls sehr achtsam sein, denn Zucker steckt unter anderem auch in Fruchtsäften und Fertiggerichten. Außerdem sind folgende Bezeichnungen ebenfalls Zucker: Glucose (Traubenzucker), Fructose (Fruchtzucker) und Saccharose (Mehrfachzucker). Besser ist es, auf natürliche Süße zu setzen, diese jedoch auch nur in Maßen, denn selbst sie hat Kalorien. Zur natürlichen Süße zählen:

- Honig,
- Zuckerrübensirup,
- Ahornsirup,
- Agavendicksaft,
- Reissirup,
- Apfel- und Birnendicksaft,
- Vollrohrzucker sowie
- Obst mit viel Zucker wie Bananen, Mango, Erdbeeren, Weintrauben, Datteln.

Statt einen Schokoladenriegel zu essen, ist es viel ergiebiger (und länger sättigend), wenn du stattdessen ein Stück selbst gemachten Obstkuchen oder eine Handvoll Nüsse und Mandeln isst. Wenn du achtsamer mit deinem Körper umgehst, wirst du schnell merken, welche Lebensmittel ihm schaden und welche ihn in Topform bringen.

Fragen für einen achtsamen Umgang mit Lebensmitteln:

- Wie fühle ich mich nach dem Verzehr des Lebensmittels?
- Gibt es mir lange Energie oder hält der Zustand nur kurz an?
- Wie viel Zucker und Fett stecken wirklich in dem Produkt?
- Ist das Lebensmittel frisch, eingefroren oder verarbeitet?
- Kann ich das Fertiggericht auch selbst kochen?
- Schmeckt das Lebensmittel gut oder esse ich es nur aus Gewohnheit?
- Esse ich aus Langeweile oder weil ich tatsächlich Hunger habe?
- Höre ich auf meinen Magen oder esse ich weiter, obwohl ich längst satt bin?
- Wann greife ich zu Süßem? In welcher Situation?
- Könnte ich statt etwas Süßem auch eine gesündere Alternative essen?
- Wie oft koche ich in der Woche selbst, wie oft gibt es Fertiggerichte?
- Kaufen wir Bioprodukte, regionale Produkte oder importierte Produkte?
- Wie oft gehen wir ins Fast Food Restaurant?

- Welche Getränke nehmen wir zu uns?
- Sind sie bei den Kindern dem Alter angemessen?
- Welche Inhaltsstoffe stecken in den Getränken?
- Trinken wir mindestens 2 Liter täglich an Wasser, ungesüßtem Tee und verdünnten Säften?
- Welche Limonaden trinken unsere Kinder und wir selbst?
- Ist unsere Getränkeauswahl ausgewogen?
- Wie viel Süßigkeiten essen wir in der Woche?

Wenn du all diese Fragen Schritt für Schritt durchgehst und sie ehrlich und bewusst beantwortest, wirst du merken, dass du dir bislang keine großen Gedanken darüber gemacht hast (im Optimalfall ernährst du dich bereits bewusst gesund, vielleicht sogar vegetarisch oder vegan). In der Regel jedoch achten wir kaum auf unser Ess- und Trinkverhalten, weil der Alltag einfach zu stressig ist. Das ist aber fatal und kann sich negativ auf unsere Gesundheit auswirken. Auch dieses schnell zwischendurch essen, etwa in der Arbeitspause, zwischen Nach-Hause-Kommen und wieder zum Einkaufen fahren, zwischen Abendbrot essen und das Kind vom Sport abholen … es gibt so viele Situationen, in denen wir unachtsam Essen in uns hineinstopfen. Das Käsebrötchen vom Bäcker auf dem Nachhauseweg ist kein Ersatz für ein ausgewogenes Abendbrot und der kleine Snack im Café nach dem Einkaufsbummel ersetzt kein vollwertiges Mittagessen. Selbstverständlich darfst du dir einen Kaffee und ein Stück Kuchen im Café gönnen und natürlich kannst du dir Brötchen vom Bäcker holen. Dann aber bitte bewusst und geplant. Es ist für deinen Magen viel gesünder, im Sitzen und entspannt zu essen, statt beim Gehen oder im Hintergrund den Druck zu spüren, dass du nur fünf Minuten sitzen kannst und dann zum nächsten Termin hetzen musst. Wenn du entspannt und bewusst eine Kleinigkeit isst und trinkst, kann dein Körper die Nahrung viel besser aufnehmen und verarbeiten. Und dir geht es ebenfalls besser, wenn du genießen und abschalten kannst. Denn darum geht es doch, um Ruhe durch Achtsamkeit und Bewusstsein im Alltag zu finden. Was zu Hause gilt, gilt auch für unterwegs. Wenn du im Café sitzt und einen Kaffee oder Latte macchiato trinkst, genieße ihn. Schließe die Augen, achte auf den Duft, auf das Aussehen, auf den Geschmack. Lass dir das Essen auf der Zunge zergehen. Achtsamkeit bedeutet auch, dass du dir ganz bewusst die Menschen um dich herum anschaust. Du sollst sie nicht anstarren und vergraulen, aber achte auf ihre Gesten, ihre Mimik, die Handlungen. Wie trinken sie ihren Kaffee, wie essen sie ihren Kuchen? Was haben sie an, mit wem unterhalten sie sich und auf welche Art und Weise? Hetzen die Leute an den Tischen draußen vorbei oder schlendern sie, haben sie ein Getränk oder einen Snack in der Hand, tragen sie Einkaufstaschen? Du wirst sehen, es macht einen Heidenspaß im Café achtsam zu sein. Außerdem genießt du dein Getränk und dein Essen viel intensiver, wenn du zum stillen Beobachter wirst. Du hast dir Zeit für dich selbst genommen, im HIER UND JETZT gelebt und viel gewonnen: ein Stück mehr von deinem Leben.

Achtsam kochen und essen

Wenn du nun für dich herausgefunden hast, wie du gesünder und abwechslungsreich essen kannst, wird es Zeit, achtsam zu werden. Schon beim Einkauf (den du gerne mit deinen

Kindern zusammen erledigen kannst) kannst du achtsam sein. Bevor deine Kinder in Verlegenheit geraten, alles durcheinanderzubringen und den Supermarkt in Grund und Boden zu streiten oder schreien, gibst du jedem eine Aufgabe. Jedes Kind soll bestimmte Lebensmittel suchen und sie dann in den Einkaufswagen legen. Damit es keinen Streit gibt, hat jedes Kind die gleiche Anzahl an Lebensmitteln, die es holen soll. Wenn du nun frisches Obst und Gemüse kaufst, werde besonders achtsam. Nimm jeden Apfel, jede Birne, jede Gurke in die Hand. Wie sieht das Obst oder Gemüse aus? Schließe deine Augen und rieche. Wonach riecht das Stück Lebensmittel? Wie fühlt es sich an? Erst dann, wenn du es für gut befunden hast, lege es in den Einkaufswagen. Wenn du Wurst, Fleisch und Käse brauchst, solltest du die Wursttheke im Supermarkt oder den Fleischer bevorzugen. Die Ware ist frisch, sie wurde unter großen hygienischen Bedingungen hergestellt und du kannst das Personal jederzeit fragen, wie das Tier gelebt hat und was dir sonst noch auf dem Herzen liegt. In der Regel darfst du die Wurst und den Käse auch vor Ort probieren. Viele Fleischer und Wursttheken haben Probestückchen auf der Theke ausgelegt. Wenn du freundlich nachfragst, ob du von einem bestimmten Produkt etwas probieren darfst, wird kaum jemand Nein sagen. Natürlich kannst du auch abgepackte Wurst und Käse kaufen, aber oft finden sich immer noch zu wenig Angaben auf den Verpackungen und du kennst die hygienischen Bedingungen am Verpackungsort nicht. Das gleiche gilt für Brot und Brötchen. Versuche, Backwaren stets beim Bäcker zu kaufen. Bäcker arbeiten mit natürlichen Zutaten und zu einem großen Teil noch per Hand. Bei abgepacktem Brot finden sich oft Konservierungsstoffe, damit das Brot länger hält. Angaben zu Allergien und Inhaltsstoffen kannst du beim Bäcker vor Ort direkt nachfragen. Zudem achte möglichst auf dunkles Mehl beziehungsweise auf Brot und Brötchen mit Körnern. Sie sind für den Körper besser zu verwerten, sättigen länger und sind gesünder als Weißmehlprodukte. Es gibt eine große Auswahl an „gesundem" Brot und Brötchen, du wirst mit der Zeit deine Lieblingssorten herausfinden. Da du achtsam leben möchtest, ist es eine interessante und leckere Übung, die vielen Sorten auszuprobieren und auf Geschmack, Konsistenz und Aussehen zu achten. Zudem kannst du daraus eine Familienübung machen, denn Kinder probieren gerne neue Lebensmittel aus und sind die Geschmacksprofis überhaupt. Probiert die Brot- und Brötchensorten pur, mit verschiedenen Belägen und zu unterschiedlichen Uhrzeiten. So wird jeder von euch seinen Liebling herausfinden. Achtsamkeit mit Nahrungsmitteln bedeutet auch, nur so viel zu kaufen, wie wirklich innerhalb einer Woche von euch allen verbraucht wird. Wenig bis möglichst gar nichts wegzuschmeißen. Essensreste können am nächsten erwärmt oder einer ähnlichen Mahlzeit zugefügt werden. Wenn deine Kinder nach Bissen satt sind, hebe es auf, packe es in eine Frischhaltebox und gib es deinem Kind aufgewärmt (oder wenn es eine kalte Speise ist kalt) zum Abendbrot. Es gibt viele Gerichte, die du für zwei oder drei Tage kochen kannst. So bist du auf der sicheren Seite und weißt, dass spätestens am dritten Tag alles aufgegessen wurde.

Nach dem Einkauf geht es ans Kochen. Du kannst deinen Nachwuchs sehr gerne beim Zubereiten mit einbeziehen. Ab einem Alter von drei Jahren können Kinder schon einige Zutaten anreichen und in Schüsseln und Töpfe schütten. Ab dem

Grundschulalter können Kinder mit altersgerechten Messern helfen, Obst und Gemüse zu schneiden, selbstverständlich solltest du stets danebenstehen. Achtet beim Waschen bereits auf die Form des Lebensmittels. Wie sieht es aus, wie fühlt es sich an? Ist es weich oder eher hart? Gibt es verschiedene Arten, das Stück Obst oder Gemüse zu schneiden? Probiert zwischendurch von jedem ein, zwei Stück. Wie schmeckt es, gibt es einen Unterschied im Geschmack vor und nach dem Kochvorgang? Ändert sich die Farbe während des Kochvorganges? Färbt sich die Brühe? Beeinflussen sich die Lebensmittel während des Koch- oder Garvorganges gegenseitig? Experimentiert auch gerne mit Gewürzen. Selbstverständlich solltest du nicht scharf würzen, wenn du/ ihr zusammen mit den Kindern esst. Frische Gewürze sind selbstverständlich geschmackvoller und schmecken besser, aber du kannst ruhig reinen Gewissens zu Gewürzen in der Dose greifen. Von Oregano über Thymian und süßem Paprikapulver kannst du jedes Gericht kindgerecht würzen und deine Kinder lernen verschiedene Geschmacksrichtungen und Gerüche kennen. Nur mit Salz solltest du sparsam sein. Kinder dürfen nicht mehr als 3 Gramm pro Tag zu sich nehmen. Es entzieht dem Körper zu viel Flüssigkeit. Auch du solltest möglichst wenig Salz konsumieren (6 Gramm pro Tag), denn zu viel von diesem Gewürz kann zu Schilddrüsenerkrankungen führen und Bluthochdruck verursachen. Viele Gerichte kannst du variieren, um die Geschmacksnerven zu trainieren. Du kannst wahlweise Kartoffeln, Püree und Reis abwechseln, Dinkel ist eine leckere Alternative zu Reis. Bevorzuge Geflügel und da gibt es viele Möglichkeiten der Beilagen: Rotkohl, Bohnen, Bohnen mit Speck, Kartoffeln, Erbsen und Möhren, Püree, Rosenkohl… je bunter und abwechslungsreicher das

Essen ist, desto gesünder und achtsamer esst ihr. Das gleiche gilt für das Frühstück. Statt Fertigmüsli zu kaufen, das sehr viel Zucker enthält, kannst du dein Müsli selbst herstellen. Dafür brauchst du nur Haferflocken, Bananen, Äpfel, Mandarinen, Himbeeren (jegliches Obst deiner Wahl), gerne auch ein paar Chiasamen dazu oder gehackte Mandeln, Rosinen etc., ein bisschen Milch oder Saft dazu und schon hast du ein gesundes und leckeres Frühstück. Die Früchte können variieren, zuckerfreie Cornflakes gehen auch. Du siehst, es ist überhaupt nicht schwer, achtsam mit Nahrung umzugehen. Nimm dir stets die Zeit zum achtsamen Essen, dein Körper wird es dir danken.

Dankbarkeit und Achtsamkeit

Dankbarkeit und Höflichkeit sind Eigenschaften, die viele Menschen leider nicht mehr besitzen. Sei es, weil sie im hektischen Alltag verschwindet, weil vielen Eltern aus Bequemlichkeit eine gute Erziehung ihrer Kinder egal ist oder wir vieles für selbstverständlich halten. Das ist schade. Noch vor 50 Jahren war es für alle Erwachsenen und Kinder eine Selbstverständlichkeit, beim Betreten eines Geschäftes freundlich zu grüßen, Fremden und Nachbarn einen schönen Tag zu wünschen, dem älteren Herrn sein zu Boden gefallenes Portemonnaie zu reichen sowie Danke, Bitte und Entschuldigung zu sagen. Außerdem waren viele Menschen damals dankbar für ein Stück Brot, ein liebes Wort, zehn Minuten Ruhe und die schönen blühenden Blumen im Garten. Natürlich braucht es keine äußeren Umstände, die für Dankbarkeit sorgen wie die Nachkriegszeit oder eine Inflation. Aber wir sollten öfter darüber nachdenken, wie gut es uns eigentlich geht im Vergleich zu damals. Wir leben einfach vor uns hin, geben das Geld mit vollen Händen aus und essen viel zu viel, ohne dass wir uns darüber Gedanken machen. Wir öffnen den Wasserhahn und es fließt Wasser heraus. Wir haben ein Dach über dem Kopf und Strom für den Herd und den Fernseher. Niemand muss mehr kilometerweit zur Schule oder zur Arbeit laufen, Autos haben längst die Kutschen ersetzt und mit dem Flugzeug fliegen wir bequem in 1.000 Kilometer weit entfernte Länder. Wir haben in vielen Situationen verlernt, dankbar zu sein. Hier setzt wieder die Achtsamkeit an. Wer achtsam durchs Leben geht, ist automatisch dankbar. Bekommt ein Gespür für die Details, die wirklich zählen und für Momente und Situationen, die wertvoll sind. Anstatt darüber zu meckern, wie schnell die Zeit verfliegt, wie wenig wir schaffen können, lasst uns doch wieder den Moment genießen, die Sekunden zu Stunden machen und innehalten. Die Zeit verfliegt nicht, wir nehmen uns einfach nur zu wenig Zeit zum Entspannen, wir nehmen den Moment nicht wahr. Wir leben und vergessen das wichtigste mal wieder: Dass wir nur ein Leben haben, und das passiert im HIER UND JETZT.

Dankbarkeitsübung

Wofür bist du in deinem Leben dankbar? Setze dich hin und nimm dir bewusst die Zeit, darüber nachzudenken. Du weißt nicht, wofür du dankbar sein kannst? Oder was dazu gehört? Schau dir die folgenden Punkte an und du wirst Aha-Momente erleben:

- Schau dir deine Kinder an. Es gibt kein stärkeres Gefühl der Dankbarkeit als das Wissen, dass du wundervolle Kinder geschenkt bekommen hast.
- Betrachte dich selbst im Spiegel. Dich gibt es wirklich. Wenn das kein Grund zum Danken ist!
- Öffne den Kühlschrank. Du siehst Lebensmittel darin. Wieder ein Grund zum Danken.
- Draußen ist es kalt, aber dir ist dank Heizung kuschelig warm.
- Du hast Kopfschmerzen, kannst sie jedoch mithilfe von Tabletten bekämpfen.
- Nicht jeder hat Medizin, die er benötigt.
- Das Brot ist alle, du gehst zum Bäcker und kaufst mit dem Geld in deinem Portemonnaie neues. Nicht jeder hat Geld in seinem Portemonnaie.
- Für jedes Wetter ein Paar Schuhe? Sei dankbar dafür!
- Noch zwei Stunden bis zum Feierabend und die Arbeit wird nicht weniger? Im Jahr 2019 waren zweieinhalb Millionen Menschen ohne Arbeit in Deutschland.
- Ihr fahrt in den Ferien mit dem Auto in den Freizeitpark? Viele Familien besitzen weder ein Auto noch das Geld, in einen Freizeitpark zu fahren.

- Deine Grünpflanze hat endlich Triebe bekommen? Sei dankbar, dass sie endlich dank deiner Pflege gedeiht.
- Nach zwei Stunden Regen kommt endlich die Sonne zum Vorschein. Sei dankbar dafür und genieße die Sonnenstrahlen bei einem spontanen Spaziergang.
- Beim Wandern durch den Wald, der Radtour auf den vielen Feldwegen und dem Picknick im Grünen summen die Bienen, flattern die Schmetterlinge und wiegen
- sich die Bäume leicht im Sommerwind. Du siehst weit und breit nur Natur und Grün, hast den leicht nach Honig duftenden Geruch von Jasmin in der Nase und
- du isst Brombeeren von den wilden Büschen. Sei dankbar und unendlich glücklich für diesen Moment. Natur ist kostbar und wird immer rarer. Gerade
- in solchen Momenten sei achtsam für alles, was dir vor die Augen, in die Nase und die Hände fällt. Du kannst so viel Energie und Kraft tanken in der Natur,
- das schafft keine Medizin der Welt!
- Der wichtigste Grund, Dankbarkeit zu zeigen ist: Du wachst jeden Morgen wieder auf!

Nun hast du sicher jede Menge im Kopf, wofür du dankbar sein kannst. Bevor du es vergisst, mache eine Liste oder noch besser, lege dir ein Dankbarkeitstagebuch zu. Schreibe zunächst deine Liste und häng sie an einem Ort in deiner Wohnung auf, wo du sie täglich siehst. So kannst du jederzeit etwas dazu fügen, wenn dir wieder ein Punkt einfällt, für den du dankbar bist. Dann kannst du diese Liste in ein Dankbarkeitstagebuch übertragen, was du möglichst täglich führst. Dabei reichen schon fünf

Minuten am Tag. Diese fünf Minuten solltest du dir jedoch bewusst nehmen, achtsam sein und darüber nachdenken, was dir heute alles Gutes und Positives widerfahren ist.

Definition Dankbarkeitstagebuch

Ein Dankbarkeitstagebuch zählt zu der Kategorie Tagebücher, wird aber ein wenig anders behandelt wie herkömmliche Exemplare. In einem normalen Tagebuch schreibst du für gewöhnlich deine Gedanken und Erlebnisse bestimmter Tage auf, in der Regel führst du es 365 Tage im Jahr und schreibst das Datum über den Eintrag, der mitunter 20 Seiten lang und sehr persönlich sein kann. In einem Dankbarkeitstagebuch notierst du alles, für das du am Tag dankbar warst. Das können Personen, Erlebnisse, Gefühle, einzelne Momente, Gedanken und wichtige Entscheidungen sein. In dieses spezielle Tagebuch gehört nichts Negatives und keine schlechten Erfahrungen. Schreibe jede noch so kleine Wertschätzung, Beobachtung und jeden für dich bedeutenden Moment hinein. Da du nun sowieso achtsam durch das Leben gehst, wirst du für eine Menge dankbar sein. Du kannst sehr gerne deine Kinder und deinen Partner miteinbeziehen. Wenn du zum Beispiel dankbar dafür bist, dass dir dein Partner heute, ohne zu fragen den Nacken oder Rücken massiert hat, dann schreibe es hinein. Bist du dankbar, weil dein Kind so fröhlich und ausgeglichen ist, dann notiere es in deinem Dankbarkeitstagebuch. Du hattest heute früher Feierabend und konntest dadurch den Sonnenuntergang von deinem Balkon aus betrachten? Sei dankbar dafür und trage es ein. Deine Einstellung wird sich dauerhaft ändern, wenn du das Tagebuch regelmäßig führst. Du musst es nicht täglich führen,

aber sinnvoll wäre es schon. Es muss auch kein Roman sein, nimm dir täglich am Abend 5-30 Minuten Zeit, deine Dankbarkeit niederzuschreiben. Damit du deinen Erfolg siehst und motiviert bleibst, lies deine Notizen regelmäßig vor dem Schreiben durch. Dir wird auffallen, dass deine Dankbarkeit mit der Zeit tiefer geht und du plötzlich vorher für dich unbedeutende Dinge und Situationen dankbar geworden bist. Materielles rückt in den Hintergrund, du wirst dankbarer für dein Leben, das Leben anderer Menschen (Kinder, Eltern, Partner, Freundin, bestimmte Lehrer deines Kindes, Chef, Kollegen, Nachbarn), Situationen, Momente, Erlebnisse, Kleinigkeiten …
Ein Dankbarkeitstagebuch kannst du auf zweierlei Art schreiben: Entweder im Tagebuch zum Anfassen (analog) oder digital auf dem Laptop oder dem PC. Wenn du jedoch auf der Arbeit schon viele Stunden vor dem Bildschirm verbringst, solltest du die handschriftliche Variante vorziehen. Wenn du wenig am Bildschirm arbeitest, kannst du das digitale Dankbarkeitstagebuch vorziehen. Je nach deiner Vorliebe und Neigung bevorzuge das eine oder das andere. Wenn dir täglich etwa 3 bis 5 Dinge einfallen, für die du dankbar bist, ist das eine gute Zahl. Selbstverständlich können und werden dir an einigen Tagen dieselben Dinge einfallen oder manchmal auch nur eine oder zwei Dinge. Das ist nicht schlimm. Das ist völlig normal, denn das Leben präsentiert dir schließlich nicht jeden Tag einen Blockbuster. Deswegen sollst du achtsam sein, damit du Dankbarkeit für bereits für Details, bestimmte Stimmungen und Situationen erkennen kannst.

Was bringt dir das regelmäßige Führen des Dankbarkeitstagebuches, außer dass du achtsamer für die kleinen (und schöneren) Dinge des Lebens wirst, deren Wert erkennst und deine Umgebung wertschätzen lernst? Ein solches Tagebuch führt dich automatisch zu einer Selbstreflexion. Du beschäftigst dich automatisch mehr (oder zum ersten Mal) ganz bewusst mit dir selbst. Du gehst in dich, lernst neue Seiten an und in dir kennen, lernst, wie du in bestimmten Situationen reagierst, was du magst, was du liebst und was du überhaupt nicht leiden kannst. Die Selbstreflexion ist unheimlich wichtig für deine persönliche Entwicklung, wer sich selbst kennt und mit sich selbst beschäftigt, kann auch mal alleine sein. Dann braucht man keine Ablenkung, man kennt sich und es ist völlig okay, mal ganz in Ruhe allein ein Buch zu lesen oder einfach nur aus dem Fenster zu schauen. Du hast keine Angst vor der Einsamkeit und der Stille, wenn mal niemand da ist. Du weißt, was du machen kannst, und wenn es die halbe Stunde bewusstes Nichtstun auf dem Sofa ist. Du wirst selbstsicherer und entwickelst einen Weitblick. Das ist praktisch für den Beruf, aber auch für den Alltag. Ebenfalls hilft dir ein Dankbarkeitstagebuch, deinen Stresslevel zu senken. Indem du bewusst darüber nachdenkst, wofür du heute dankbar bist und es dann niederschreibst, entspannst du dich, du wirst locker und entwickelst positive Gefühle für dich und die Dinge, für die du dankbar bist. Wenn du an die dankbaren Momente und Erlebnisse denkst, lächelst du innerlich und höchstwahrscheinlich auch äußerlich und das führt dazu, dass dein Körper verschiedene Glückshormone produziert. Diese sind an vielen Stoffwechselvorgängen im Gehirn zuständig. Serotonin bringt dich wieder ins innere Gleichgewicht und Dopamin macht dich glücklich. All das lässt den Stress binnen Minuten komplett verschwinden und du kannst entspannt in deinen Abend gehen. Dritter

Nutzen eines Dankbarkeitstagebuches ist die Zufriedenheit, die du spürst, wenn du erkennst, für wie viele Dinge und Situationen du dankbar sein kannst. Wer zufrieden durchs Leben geht, meistert schwierige Situationen besser, bleibt gesünder, ist glücklicher, lacht öfter und gibt dieses positive Gefühl automatisch an seine Umwelt weiter. Außerdem wirst du achtsamer für das besondere im Leben beim Schreiben eines Dankbarkeitstagebuches. Das führt mich zur nächsten Frage, die du ganz bestimmt beantwortet haben möchtest (oder kennst du die Antwort vielleicht schon?): Was hat Dankbarkeit mit Achtsamkeit gemeinsam?

Dankbarkeit vs. Aufmerksamkeit

Dankbarkeit ist im Grunde der Zwilling der Achtsamkeit. Denn beide öffnen und erweitern dein Bewusstsein. Indem du die meisten deiner alltäglichen Arbeiten und Gänge achtsam ausführst, bekommst du ein Gespür, ein Bewusstsein dafür, was dir wichtig ist, worauf du verzichten kannst, deine Vorlieben, deine Stärken, deine Schwächen, was du ändern kannst, dein Verhalten anderen Gegenüber, ja, für was du dankbar bist, was oder wer eine ganz besondere Stellung in deinem Leben einnimmt. Du wirst achtsam für Gerüche, Gedanken, Gefühle, setzt dabei alle deine Sinne ein, schließt die Augen und achtest bewusst auf deinen Atem. Dabei empfindest du wertfrei, akzeptierst, handelst uneigennützig, erweiterst deinen persönlichen Horizont und erleuchtest im wahrsten Sinne des Wortes deinen Weg. Deine Achtsamkeit eröffnet dir neue Wege, zeigt dir auf, wo du dich festgefahren hast und was du vertiefen solltest. Achtsamkeit und Dankbarkeit bringen deine Familie und dich näher, du erlebst alles intensiver. Du weißt um dein einziges und einzigartiges Leben, lernst es, wertzuschätzen, und genießt bewusst das HIER UND JETZT. Dankbarkeit hilft, altes loszulassen, dich von negativen Gefühlen zu befreien. Achtsamkeit unterstützt dich dabei, das Negative zu erkennen, zeigt dir Veränderungen auf. Dankbarkeit ist gerade in schlechten Zeiten wichtig. Sie zeigt dir, was falsch war, was schlecht ist und was du dringend ändern musst, um an einer bestimmten Situation nicht zugrunde zu gehen, zu scheitern. Achtsamkeit wiederum unterstützt dich in den schwierigen Zeiten zu erkennen, wie du das Beste aus deiner Lage machst. Was du tun solltest, um aus der schweren Situation heraus zu wachsen, dein Leben selbst in die Hand zu nehmen. Dankbarkeit wird dir mit der Zeit Erkenntnis vermitteln. Die Erkenntnis, dass alles, was passiert, einem bestimmten Sinn untergeordnet ist. Sei dankbar für alles, was dein Leben dir schenkt. Nimm es an, wachse an schweren Situationen. Wenn du achtsam bist, auf dich und deinen Körper, dein Inneres hörst, wirst du den richtigen Weg für dich finden. Und dann kommt die große Dankbarkeit. Die Dankbarkeit, dass du alles geschafft hast, dass du die Krise womöglich ganz allein gemeistert hast. Dass du aus der Situation gelernt hast, daraus gewachsen bist und Kraft und Energie für etwas Neues erschaffen hast. Du wirst dankbar sein für die neue Sichtweise, die neue Einstellung, das Wissen, dass du alles schaffen kannst, wenn du nur achtsam genug bist. Du allein hast dein Leben in der Hand. Und genau das ist Achtsamkeit, wenn sie sich in Liebe und Verbundenheit wandelt, in allem, was du tust, wo und mit wem auch immer. Du ruhst in dir. Dankbarkeit und Achtsamkeit öffnen dir dafür die Augen, die Sinne. Nimm es an und lebe!

Inspirationen für das Dankbarkeitstagebuch

Du kannst dir täglich mehrere Fragen stellen und ganz bewusst beantworten. Das geht nach einem bestimmten Muster, das du täglich wiederholst oder du stellst dir jeden Tag andere Fragen. Wenn du immer dieselben Fragen beantworten möchtest und du dich gut damit fühlst, ist das völlig in Ordnung. Möchtest du etwas mehr Abwechslung, der Dankbarkeit öfter andere neue Impulse geben, stellst du dir täglich andere Fragen. Diese schreibst du dann am jeweiligen Tag auf oder du erstellst dir dein Dankbarkeitstagebuch schon für einen bestimmten Zeitraum im Voraus. Das kann eine halbe oder ganze Woche sein, zwei Wochen oder ein Monat. So wie es dir am liebsten ist. Wenn du ein vorgefertigtes Dankbarkeitstagebuch bevorzugst, hast du dein Schema schon vorgegeben. Du passt dich diesem Prinzip an und führst es Tag für Tag weiter. **So ein Dankbarkeitstagebuch habe ich bereits entworfen. Wenn du magst, darfst du es dir gerne anschauen, um dich besser orientieren zu können. Ich habe dafür die ersten 4 Wochen hinten in diesem Buch angehängt. So kannst du es einfach ausprobieren** Wenn du nicht genau weißt, nach was genau du fragen sollst, gebe ich dir hier einige Anregungen.

- Wer oder was hat mich heute zum Lächeln gebracht?
- Was fand ich heute richtig schön?
- Habe ich heute eine besondere Leistung erbracht?
- Was hat sehr viel Spaß gemacht?
- Ist mir etwas Aufregendes/ Großartiges passiert?
- Was ist mir positiv aufgefallen heute?
- Ist mir heute etwas Schönes ins Auge gestochen?

- In welchen Situationen war ich heute achtsam?
- Worüber konnte ich mich heute freuen?

Stelle dir zumindest die ersten vier Wochen drei ganz bestimmte Fragen, die du bitte täglich beantwortest. Sie helfen dir, zu dir zu finden, achtsamer zu werden und die Dankbarkeit leichter in dein Leben zu integrieren. Diese drei Fragen lauten:

- Was würde mir am meisten fehlen, wenn ich es plötzlich nicht mehr hätte?
- In welchen Bereichen geht es mir viel besser als anderen Menschen?
- Was ist in meinem Leben alles gut?

Auch wenn es dir ein wenig lästig erscheinen mag, im ersten Monat diese drei Fragen ZUSÄTZLICH zu den anderen Fragen zu beantworten, den Sinn wirst du mit der Zeit herausfinden. Lese nach jeweils einer Woche deine Antworten auf diese drei Fragen. Sind es immer noch die gleichen Antworten oder hat sich etwas verändert? Kannst du dankbar dafür sein, was du als Antwort angegeben hast oder solltest du darüber nachdenken? Bist du mit der ehrlichen, bewussten Antwort zufrieden, geht es dir gut beim Lesen? Oder bist du eher erschrocken und du hast das Gefühl, du musst etwas ändern? Beantworte diese drei Fragen in den ersten vier Wochen und nach Ablauf dieser Zeit reflektiere deine Antworten. Gehe in dich, lese dir alle 90 Antworten achtsam durch und überlege, ob sie stimmen oder nicht mehr. Wenn alles für dich passt, dann entwickle drei eigene Fragen für die nächsten vier Wochen. Bist du nicht zufrieden, überlege genau, was du ändern magst/ solltest und wo du ansetzen solltest. Nachdem du alle Änderungen durchgeführt hast, stelle dir genau diese drei Fragen noch einmal für 4 Wochen und beobachte, lese, reflektiere. Du wirst Enormes feststellen, aber das musst du allein herausfinden. Keine Sorge, hab Vertrauen in dich, das schaffst du! Mit ein wenig Achtsamkeit passiert alles von selbst.

Meditation im Alltag einer Mutter

Nun führe ich dich ein wenig in die Welt der Meditation ein. Wie versprochen wird es keine lange Einführung in die herkömmliche Meditation im Schneidersitz werden, die möglichst täglich für mindestens eine halbe Stunde durchgeführt werden sollte. Dafür benötigst du enorm viel Konzentration, Geduld und Disziplin. Das möchte ich nicht von dir verlangen, zumal ich, was die typische Meditation betrifft, ebenfalls keine Geduld habe. Um erfolgreich meditieren zu können, braucht der Mensch bestimmte Grundvoraussetzungen, die nicht jedem gegeben sind. Das ist völlig normal, denn jeder Mensch ist anders und hat andere Interessen, Vorlieben, Schwächen und Stärken. Ich setze meine Meditation lieber im Alltag um, wo ich sie mehr gebrauchen kann und sie mir mehr nützt, als wenn ich auf dem Boden sitzen würde. Die Meditation im Alltag bei Bewegung gibt zwischendurch die nötige Energie und macht dich mitunter aufmerksam für Dinge, die du bislang nicht beachtet oder ihnen zu wenig Aufmerksamkeit geschenkt hast. Diese Art von Meditation kannst du sogar ausführen, während du dein Baby auf dem Arm trägst, mit ihm spazieren gehst oder den Abwasch erledigst. Du kannst es gut in deinen Alltag integrieren und du wirst dich daran gewöhnen. Deine Arbeiten gehen leichter von der Hand, du wirst entspannter und ruhiger. Der Blick wird frei für die wirklich wichtigen Dinge. Nachfolgend ein kurzer Überblick zur herkömmlichen Meditation.

Definition von Meditation

Meditation ist eine konzentrierte, gedankliche Reise ins Innere des Menschen. Man kann es allein oder in einer Gruppe ausführen. Ziel der Meditation ist es, einen in sich ruhenden Geist, den Zustand absoluter Stille und vollkommener Entspannung zu erreichen. In diesen mentalen Sitzungen lernst du das Loslassen und Loslösen vom Negativen, Ärger und möglichst jeglicher Gedanken. In der Meditation wird der Moment gelebt, das uns bereits bekannte HIER UND JETZT. Wenn du dann den Zustand der tiefsten Ruhe erreicht hast, spürst du, wie kostbar er ist, und schöpfst neue Kraft daraus. Die Vorteile der Meditation sind Schöpfen neuer Kraft und Energie, Senken des Stresslevels, Erlangen innerer und tiefer Zufriedenheit, ein gestärktes Immunsystem sowie das Erlangen von Klarheit und das Lenken des Fokus auf das Wesentliche.

Geschichte der Meditation

Die Meditation hat ihren Ursprung vor Tausenden Jahren in den fernöstlichen Ländern. Die Urvölker begannen zu dieser Zeit mit schamanischen Ritualen, die jeweils von einem Schamanen angeführt wurden. Ein Schamane ist ein spiritueller Seher, der als Mittler zwischen den verschiedenen Welten fungiert und sich dafür in den Zustand der Trance bringt. Begleitend gibt es dazu Trommelschläge, die die Schläge des Herzens nachahmen sollen. Während dieser Meditation erlangten die Schamanen völlige Weisheit und die Fähigkeit zu heilen. Bis heute gibt es noch Schamanen in Afrika und Südamerika. Es gibt mehrere Formen der Meditation, dazu zählen unter anderem

Yoga, Geh-Meditation, Gebetsmeditation, Buddhismus, Daoismus, Hinduismus. In unseren Breitengraden wird Meditation ausgeübt, um einen klaren Geist, einen entspannten Körperzustand sowie eine Stressreduzierung zu erreichen. Bei uns hat es dementsprechend weniger mit religiösen, als gesundheitlichen Gründen zu tun, besonders, um inneren Frieden zu finden.

Meditative Übungen für Mamas im Alltag

1. Bei der Hausarbeit

Egal, ob du die Spülmaschine ein- und ausräumst, den Fußboden wischst oder Fenster putzt, bei allen Hausarbeiten ist es dir möglich zu meditieren. Dafür schließt du vor der Arbeit deine Augen, atmest tief ein und aus, konzentrierst dich zuerst auf deinen Atem, dann auf die Tätigkeit, die du ausführen möchtest. Nehmen wir als Beispiel Geschirr spülen. Du konzentrierst dich auf das Abwaschen, gehst in Gedanken durch, wie du Teller, Tassen und Besteck erst säuberst, dann klar abspülst und zum Trocknen abstellst oder mit einem Tuch abtrocknest. Wenn du dann anfängst abzuwaschen, achte dabei auf jedes einzelne Geschirrstück, seine Form, wie es sich anfühlt, wo du es besonders reinigen musst, ob es generell leicht oder schwer zu reinigen ist. Wenn du mit dem Abwasch fertig bist, wirst du merken, wie schnell die Zeit dabei vergangen ist und wie gründlich du gearbeitet hast. Das funktioniert mit jeder anderen Hausarbeit. Die Zeit vergeht schneller, du hast merklich mehr Spaß dabei und kannst dein Kind mit einbeziehen. Es darf beim Abwaschen ebenfalls auf die Beschaffenheit des Geschirrs achten und Achtsamkeit beim Abtrocknen üben. Das hilft nicht nur deinem Kind, sondern auch dem Geschirr.

2. Auf dem Spielplatz

Du glaubst, du liest nicht richtig? Meditieren auf dem Spielplatz soll möglich sein, wo sich viele Menschen tummeln und man als Mutter ständig aufpassen muss? Ja, das geht! Zunächst vertreibe alle negativen und störenden Gedanken. Dazu zählen Gedanken wie Zeitnot, dass du allenfalls nur eine halbe Stunde bleiben kannst. Wenn du mit deinem Kind/ deinen Kindern auf den Spielplatz gehst, dann nimm dir auch wirklich die Zeit dafür. Es ist Zeit, die du allein deinen Kindern widmest, kostbare Zeit, die euch niemand wiedergibt. Darum genieße sie, dein Nachwuchs macht das schließlich auch. Wenn du aktiv mit deinem Kind spielst, gibt es gute Meditationen, die du ausführen kannst, ohne dass es jemand merkt. Schubst du es beispielsweise auf der Schaukel an, so lege deinen Fokus erst auf dein Kind. Wie sitzt es auf der Schaukel? Wie hält es den Kopf, wie sind die Hände um das Seil/ die Kette gelegt? Wie bewegt sich die Schaukel zu den Bewegungen deines Kindes? Dreht es sich oft um und sucht deinen Blick, lacht dich an? Lass die Gedanken zu, die Gefühle, die dabei hochkommen. Vielleicht erinnert dich der Spielplatzbesuch an deine Kindheit und du kommst ein wenig ins Träumen. Dann konzentriere dich auf die Nebengeräusche. Die Stimmen der anderen Eltern und Kinder, die Geräusche, die die anderen Spielgeräte machen. Ganz zum Schluss liegt der Fokus auf deinem Körper. Welche Körperteile benutzt du, um dein Kind anzuschubsen? Welche Muskeln sind in Bewegung, wie ist deine Körperhaltung? Ist es anstrengend für dich oder einfach, deinem Nachwuchs Schwung zu geben? Fühlst du etwas ganz bestimmtes, wenn du deine Kraft aufwendest, um deinem Kind Aufschub zu geben? Fühlt es sich anders an, wenn du wieder loslässt? Was spürst du in dem Moment, wenn du dein Kind berührst? Zwischendurch konzentriere dich immer wieder auf deinen Atem, achte auf deine Gedanken und Gefühle. Beobachte, fühle, akzeptiere, stets ohne Bewertung.

Lebe und genieße die Stunden mit deinem Nachwuchs. Du bist auf dem Spielplatz und ihr als Familie verbringt die Zeit im HIER UND JETZT.

3. Wenn das Sandmännchen kommt

Meditieren, während du deinem Kind beim Schlafen zuschaust. Es gibt kaum etwas Entspannteres und Schöneres für eine Mutter, als den Nachwuchs friedlich beim Schlummern zu beobachten. Vielleicht bleibst du bei ihm, nachdem du es ins Bettchen gelegt hast oder du schaust nach ein paar Minuten ins Zimmer, ob es eingeschlafen ist. Dann setze dich neben sein Bett und vergiss alles um dich herum. Achte nur auf dein Kind, wie es im Bett liegt, in welcher Position. Hat es den Mund geöffnet oder geschlossen? Gibt es Geräusche von sich im Schlaf? Wie hält es die Hände? Zuckt das Gesicht oder die Hände, wenn du leicht drüber streichelst? Wie atmet es? Lass all die liebevollen Gedanken zu, die dir durch den Kopf gehen, alle positiven Empfindungen. Genieße sie, freue dich über dein Glück, aber bewerte nicht. Ändert sich deine Atmung, während du dein Kind betrachtest? Was lösen die Gedanken und Gefühle in deinem Körper aus? Im Übrigen ist das ein perfekter Moment, nach dieser Meditation in dein Dankbarkeitstagebuch zu schreiben!

Zusammenfassung & Schluss

So, nun sind wir am Ende des Achtsamkeitsbuches für Mütter angelangt. Hier gibt es noch einmal eine Zusammenfassung, warum Achtsamkeit im Alltag für Mütter so wichtig ist. Ich hoffe, ich konnte dir insgesamt ein wenig helfen, dir eine kleine Orientierung geben und einen roten Faden für die Achtsamkeit in deinem Alltag. Wenn du einmal nicht mehr genau wissen solltest, wie du achtsam sein kannst, öffne dieses Buch und lies dir die Stellen durch, die für dich wichtig sind. Versuche auf Dauer, Achtsamkeit in deinem Leben zu integrieren. Du wirst merken, dass dir vieles leichter von der Hand gehen wird und du in vielen Situationen gelassener reagierst. Und wie du schon weißt, es ist noch kein Meister vom Himmel gefallen und du bist auch nur ein Mensch. Wenn es dir nicht sofort gelingt, Achtsamkeit zu integrieren, ist das nicht schlimm. Es ist völlig in Ordnung! Aber gib nicht auf, mach weiter. Nur wer ständig lernt und es von Neuem versucht, wird auch an sein Ziel gelangen!

Fazit: Warum Achtsamkeit im Alltag so wichtig ist:

- Im Alltag verlieren wir schnell den Moment, die Gegenwart aus den Augen. Es ist jedoch wichtig, im HIER UND JETZT zu leben, denn jede Sekunde, die vergeht, kommt nie wieder. Wir verlieren das Wesentliche aus den Augen und das, was wirklich wichtig ist und zählt in unserem Leben. Die kleinen Momente, unsere Kinder, der Partner, die Liebe und Harmonie in einer Familie, der

- Zusammenhalt. Wenn wir nicht achtsam durch unser Leben gehen, zieht es ungelebt an uns vorbei. Das wäre doch sehr schade, denn es gibt so viel zu entdecken, zu fühlen, zu sehen …
- Um alt und möglichst gesund zu bleiben und werden, ist es wichtig, dass du auf deinen Körper hörst. Er sendet dir regelmäßig Signale, die du ernst nehmen solltest. Schickt er dir nämlich Signale, heißt das: Achtung, etwas stimmt nicht! Machst du so weiter, wirst du bald krank oder erschöpft sein. Dann geht gar nichts mehr. Halte inne, geh in dich und überlege bewusst, was dir im Moment überhaupt nicht guttut.
- Mit Achtsamkeit erkennst du eingefahrene Wege, eingefrorene Gefühle und dass du in vielen Lebenslagen wie automatisiert handelst. Du bist auf keinen Fall fremdbestimmt. Alles, was in deinem Leben passiert, hat zwar einen Grund, aber niemand kann von dir verlangen, mehr zu geben, als du dazu in der Lage bist. Du musst dein Leben nicht so leben, weil es immer schon so war. Du hast es in der Hand. Lebe so, damit du glücklich bist. Zufrieden. Jeder kann jederzeit etwas ändern. Fang am besten schon gestern damit an!
- Niemand anderes kann etwas für unsere Launen und Stimmungen. Weder unsere Kinder noch der Partner oder die Eltern. Werde dir dessen bewusst, lass Achtsamkeit walten und schalte einen Gang herunter. Bring dich in gute Stimmung, bezieh deine Familie mit hinein und der Tag wird schön enden.
- Achte auf deine Ernährung. Eine falsche Ernährung macht deinen Körper auf Dauer nicht nur krank, sie lässt

dich auch müde und schlapp werden. Wenn du isst oder trinkst und Nahrung zubereitest, werde achtsam, mache es bewusst. Spüre die Konsistenz, den Geruch, wie es schmeckt. Sei mit allen Sinnen dabei. Spüre und probiere aus, wie gesunde Ernährung auf dich wirkt. Spüre die Wirkung nach einem guten Essen. Dass es dir Kraft und Schwung gibt, die nötige Ausdauer und Konzentration.

Bei allem, was du tust, bleibe …

- neugierig und wachsam. Gehe spielerisch, aber mit dem nötigen Ernst an die Achtsamkeit heran. Experimentiere, lass Gefühle zu und Gedanken, aber bewerte nicht. Frage dich, warum du in bestimmten Situationen so reagierst, wie du reagierst. Hinterfrage deine Handlungen. Lerne dich selbst kennen!
- geduldig und das vor allen Dingen! Wie schon unsere Großmütter wussten. Mit Geduld und Spucke wird alles gut. Wenn du doch einmal in deine alten Verhaltensmuster zurückfällst, ist das okay. Arbeite jedoch weiter daran und starte neue Versuche. Lass die alten Muster nicht zu, gehe immer wieder dagegen an. Du wirst merken: Mit der Zeit sind die neuen Veränderungen wirksamer und werden dir leichter fallen. Beobachte dich, nimm dich selbst an die Hand und führe dich achtsam, bewusst und mit viel Liebe zurück auf den Weg der Achtsamkeit.
- voller Vertrauen in dich selbst. Womöglich wirst du mehrere Jahre brauchen, bis du in dein neues, achtsames Leben gefunden hast. Der eine braucht ein bisschen länger, der andere integriert es schneller. Wir sind verschieden und

das ist gut so. Verliere jedoch nie das Vertrauen in dich selbst. Du bist wertvoll, du kannst alles schaffen, wenn du es nur willst. Du wirst es kennen und womöglich schon oft erlebt haben: Vertrauen muss wachsen, es braucht Zeit. Das gilt vor allem für dich und deinen Körper. Ihr lernt euch erst kennen. Gib euch Zeit und stehe immer hinter dir.

- voller Akzeptanz. Akzeptiere deine Gefühle, deine Gedanken, deine Vergangenheit, gewisse äußere Umstände. Sei ein guter Beobachter, aber bewerte nicht. Werde dir bewusst mit Achtsamkeit, wer du wirklich bist und wo du stehst. Nur so schaffst du eine gute Basis für Veränderungen in deinem Leben.

DIE ERSTEN 4 WOCHEN DES DANKBARKEITSTAGEBUCH HIER GRATIS

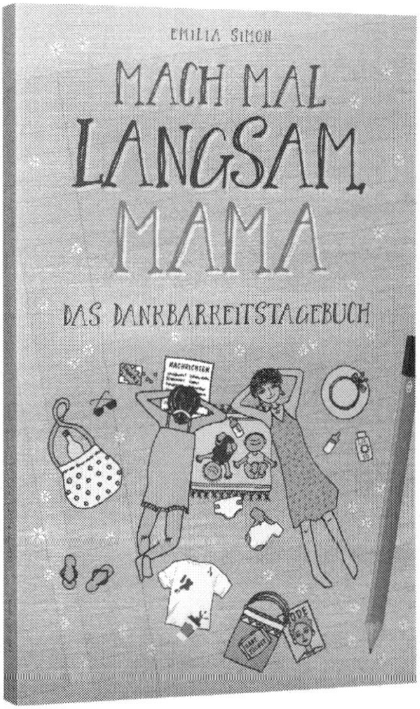

HIER GIBT ES DAS KOMPLETTE DANKBARKEITSTAGEBUCH.

DATUM:

M – D – M – D – F – S – S

Was würde mir am meisten fehlen,
wenn ich es plötzlich nicht mehr hätte?

In welchen Bereichen geht es mir
viel besser als anderen Menschen?

Was ist in meinem Leben alles gut?

Wofür bin ich heute ansonsten dankbar?

DATUM: ....

M — D — M — D — F — S — S

Was würde mir am meisten fehlen,
wenn ich es plötzlich nicht mehr hätte?

In welchen Bereichen geht es mir
viel besser als anderen Menschen?

Was ist in meinem Leben alles gut?

Wofür bin ich heute ansonsten dankbar?

DATUM: ....

M — D — M — D — F — S — S

Was würde mir am meisten fehlen,
wenn ich es plötzlich nicht mehr hätte?

In welchen Bereichen geht es mir
viel besser als anderen Menschen?

Was ist in meinem Leben alles gut?

Wofür bin ich heute ansonsten dankbar?

DATUM: ....

M – D – M – D – F – S – S

Was würde mir am meisten fehlen,
wenn ich es plötzlich nicht mehr hätte?

In welchen Bereichen geht es mir
viel besser als anderen Menschen?

Was ist in meinem Leben alles gut?

Wofür bin ich heute ansonsten dankbar?

DATUM: ....

M — D — M — D — F — S — S

Was würde mir am meisten fehlen,
wenn ich es plötzlich nicht mehr hätte?

In welchen Bereichen geht es mir
viel besser als anderen Menschen?

Was ist in meinem Leben alles gut?

Wofür bin ich heute ansonsten dankbar?

DATUM: ....

M – D – M – D – F – S – S

Was würde mir am meisten fehlen,
wenn ich es plötzlich nicht mehr hätte?

In welchen Bereichen geht es mir
viel besser als anderen Menschen?

Was ist in meinem Leben alles gut?

Wofür bin ich heute ansonsten dankbar?

DATUM:

M D M D F S S

Was würde mir am meisten fehlen,
wenn ich es plötzlich nicht mehr hätte?

In welchen Bereichen geht es mir
viel besser als anderen Menschen?

Was ist in meinem Leben alles gut?

Wofür bin ich heute ansonsten dankbar?

DATUM:

M - D - M - D - F - S - S

Was würde mir am meisten fehlen,
wenn ich es plötzlich nicht mehr hätte?

In welchen Bereichen geht es mir
viel besser als anderen Menschen?

Was ist in meinem Leben alles gut?

Wofür bin ich heute ansonsten dankbar?

DATUM: ....

M – D – M – D – F – S – S

Was würde mir am meisten fehlen,
wenn ich es plötzlich nicht mehr hätte?

In welchen Bereichen geht es mir
viel besser als anderen Menschen?

Was ist in meinem Leben alles gut?

Wofür bin ich heute ansonsten dankbar?

DATUM: ....

M – D – M – D – F – S – S

Was würde mir am meisten fehlen,
wenn ich es plötzlich nicht mehr hätte?

In welchen Bereichen geht es mir
viel besser als anderen Menschen?

Was ist in meinem Leben alles gut?

Wofür bin ich heute ansonsten dankbar?

DATUM:

M D M D F S S

Was würde mir am meisten fehlen,
wenn ich es plötzlich nicht mehr hätte?

In welchen Bereichen geht es mir
viel besser als anderen Menschen?

Was ist in meinem Leben alles gut?

Wofür bin ich heute ansonsten dankbar?

DATUM:

M D M D F S S

Was würde mir am meisten fehlen,
wenn ich es plötzlich nicht mehr hätte?

In welchen Bereichen geht es mir
viel besser als anderen Menschen?

Was ist in meinem Leben alles gut?

Wofür bin ich heute ansonsten dankbar?

DATUM: ....

M – D – M – D – F – S – S

Was würde mir am meisten fehlen,
wenn ich es plötzlich nicht mehr hätte?

In welchen Bereichen geht es mir
viel besser als anderen Menschen?

Was ist in meinem Leben alles gut?

Wofür bin ich heute ansonsten dankbar?

DATUM: ....

M – D – M – D – F – S – S

Was würde mir am meisten fehlen,
wenn ich es plötzlich nicht mehr hätte?

In welchen Bereichen geht es mir
viel besser als anderen Menschen?

Was ist in meinem Leben alles gut?

Wofür bin ich heute ansonsten dankbar?

DATUM:

M – D – M – D – F – S – S

Was würde mir am meisten fehlen,
wenn ich es plötzlich nicht mehr hätte?

In welchen Bereichen geht es mir
viel besser als anderen Menschen?

Was ist in meinem Leben alles gut?

Wofür bin ich heute ansonsten dankbar?

DATUM: ....

M D M D F S S

Was würde mir am meisten fehlen,
wenn ich es plötzlich nicht mehr hätte?

In welchen Bereichen geht es mir
viel besser als anderen Menschen?

Was ist in meinem Leben alles gut?

Wofür bin ich heute ansonsten dankbar?

DATUM:

M – D – M – D – F – S – S

Was würde mir am meisten fehlen,
wenn ich es plötzlich nicht mehr hätte?

In welchen Bereichen geht es mir
viel besser als anderen Menschen?

Was ist in meinem Leben alles gut?

Wofür bin ich heute ansonsten dankbar?

DATUM: ....

M – D – M – D – F – S – S

Was würde mir am meisten fehlen, wenn ich es plötzlich nicht mehr hätte?

In welchen Bereichen geht es mir viel besser als anderen Menschen?

Was ist in meinem Leben alles gut?

Wofür bin ich heute ansonsten dankbar?

DATUM: ....

M — D — M — D — F — S — S

Was würde mir am meisten fehlen,
wenn ich es plötzlich nicht mehr hätte?

In welchen Bereichen geht es mir
viel besser als anderen Menschen?

Was ist in meinem Leben alles gut?

Wofür bin ich heute ansonsten dankbar?

DATUM: ....

M – D – M – D – F – S – S

Was würde mir am meisten fehlen,
wenn ich es plötzlich nicht mehr hätte?

In welchen Bereichen geht es mir
viel besser als anderen Menschen?

Was ist in meinem Leben alles gut?

Wofür bin ich heute ansonsten dankbar?

DATUM: ....

M – D – M – D – F – S – S

Was würde mir am meisten fehlen,
wenn ich es plötzlich nicht mehr hätte?

In welchen Bereichen geht es mir
viel besser als anderen Menschen?

Was ist in meinem Leben alles gut?

Wofür bin ich heute ansonsten dankbar?

DATUM: ....

M – D – M – D – F – S – S

Was würde mir am meisten fehlen,
wenn ich es plötzlich nicht mehr hätte?

In welchen Bereichen geht es mir
viel besser als anderen Menschen?

Was ist in meinem Leben alles gut?

Wofür bin ich heute ansonsten dankbar?

DATUM: ....

M — D — M — D — F — S — S

Was würde mir am meisten fehlen,
wenn ich es plötzlich nicht mehr hätte?

In welchen Bereichen geht es mir
viel besser als anderen Menschen?

Was ist in meinem Leben alles gut?

Wofür bin ich heute ansonsten dankbar?

DATUM:

M D M D F S S

Was würde mir am meisten fehlen,
wenn ich es plötzlich nicht mehr hätte?

In welchen Bereichen geht es mir
viel besser als anderen Menschen?

Was ist in meinem Leben alles gut?

Wofür bin ich heute ansonsten dankbar?

DATUM: ....

M – D – M – D – F – S – S

Was würde mir am meisten fehlen,
wenn ich es plötzlich nicht mehr hätte?

In welchen Bereichen geht es mir
viel besser als anderen Menschen?

Was ist in meinem Leben alles gut?

Wofür bin ich heute ansonsten dankbar?

DATUM: ....

M D M D F S S

Was würde mir am meisten fehlen,
wenn ich es plötzlich nicht mehr hätte?

In welchen Bereichen geht es mir
viel besser als anderen Menschen?

Was ist in meinem Leben alles gut?

Wofür bin ich heute ansonsten dankbar?

DATUM: ....

M – D – M – D – F – S – S

Was würde mir am meisten fehlen,
wenn ich es plötzlich nicht mehr hätte?

In welchen Bereichen geht es mir
viel besser als anderen Menschen?

Was ist in meinem Leben alles gut?

Wofür bin ich heute ansonsten dankbar?

DATUM: ....

M – D – M – D – F – S – S

Was würde mir am meisten fehlen,
wenn ich es plötzlich nicht mehr hätte?

In welchen Bereichen geht es mir
viel besser als anderen Menschen?

Was ist in meinem Leben alles gut?

Wofür bin ich heute ansonsten dankbar?

DATUM:

M D M D F S S

Was würde mir am meisten fehlen,
wenn ich es plötzlich nicht mehr hätte?

In welchen Bereichen geht es mir
viel besser als anderen Menschen?

Was ist in meinem Leben alles gut?

Wofür bin ich heute ansonsten dankbar?

Printed in Germany
by Amazon Distribution
GmbH, Leipzig

21733108R00082